Anna Zimmermann
FrauenGesundheitsZentrum Heidelberg (Hrsg.)

Gebärmutterentfernung
und alternative Operations-Methoden
zur Organerhaltung

Anna Zimmermann
FrauenGesundheitsZentrum Heidelberg (Hrsg.)

Gebärmutter-entfernung

und alternative Operations-Methoden zur Organerhaltung

DIAMETRIC Verlag

Anschrift der Herausgeberin:
FrauenGesundheitsZentrum Heidelberg e.V.
Alte Eppelheimer Str. 38, 69115 Heidelberg

Deutsche Bibliothek – CIP-Einheitsaufnahme

Ein Titelsatz für diese Publikation ist bei
Der Deutschen Bibliothek erhältlich.

Gebärmutterentfernung und alternative
Operations-Methoden zur Organerhaltung
Zimmermann, Anna
FrauenGesundheitsZentrum Heidelberg e.V. (Hrsg.)
ISBN 3-9805677-6-1
Diametric Verlag, 2001

Jutta A. Wilke, Versbacher Str. 181, D-97078 Würzburg
Fon ++49(0)931-7841230, Fax ++49(0)931-7841231
e-mail: diametric99@hotmail.com, http: www.diametric-verlag.de
Titelgestaltung: Grafix Helma Diehm, Würzburg
Layoutsatz: Günter Menzner, Grub am Forst
Druck: Steinmeier Druckerei & Verlag, Nördlingen

Inhaltsverzeichnis

Vorwort von Dr. med. Elke Krystek

Die Gebärmutter ist nicht vergleichbar mit irgendeinem Organ. Sie ist deshalb etwas Wesentliches für das Selbstverständnis der meisten Frauen. Wundnähte heilen schnell – ein beschädigtes Selbstbewusstsein heilt langsam, manchmal nie.

Aus diesem Grund muss die Indikation zur Entfernung dieses Organs sehr sorgfältig geprüft werden und darf nur in voller Übereinstimmung mit der betroffenen Frau getroffen werden. Tatsächlich haben viele Frauen den Eindruck, dass kein anderes Organ so rücksichtslos mit dem Messer verfolgt wird wie die Gebärmutter. Der amerikanische Gynäkologe John Morris verteidigte die hohe Zahl der Gebärmutterentfernungen in den USA mit dem Ausspruch: *Ein Arm ist nützlich, Brüste haben kosmetische Vorteile. Gewisse Organe sind dagegen absolut nutzlos, so z.B. die Gebärmutter nach der Geburt der Kinder.*

Einer der gynäkologischen Eingriffe, der am häufigsten ohne eindeutige Notwendigkeit, geschweige denn ohne lebensbedrohliche Indikation vorgenommen wird, ist die Hysterektomie (operative Entfernung der Gebärmutter). Immer mehr kritische GynäkologInnen schließen sich der Meinung an, dass zu häufig und zu schnell an den weiblichen Sexualorganen operiert wird, und diese Organe zu sorglos entfernt werden.

Verunsichert durch Medienberichte und öffentliche Diskussionen irren ratsuchende Patientinnen von Arzt zu Arzt, um sich zu vergewissern, dass die bevorstehende Operation medizinisch notwendig oder ob diese durch alternative Behandlungsweisen zu umgehen ist. Inwieweit dem Behandlungsvorschlag des Arztes gefolgt wird, hängt weniger mit seinem Ruf und mit seinen Fähigkeiten zusammen, sondern mit der Art und Weise, wie er sein Wissen für seine Patientin verfügbar macht. Nur so kann die betroffene Frau die Behandlung nachvollziehen und an entsprechender Stelle selbst Entscheidungen fällen und in *informierter Übereinkunft* die Behandlungsmethode akzeptieren.

Das FrauenGesundheitsZentrum Heidelberg übernimmt seit vielen Jahren neben anderen Aufgaben die Vermittlerrolle zwischen ratsuchenden Frauen und ihren GynäkologInnen. Die Autorin ist seit langem in der Beratung des Zentrums tätig und hilft betroffenen Frauen bei der Lösung ihrer Fragen und Probleme.

Das vorliegende Buch leistet einen beispielhaften Beitrag, die Fachliteratur für Laien verständlich zu übersetzen. Es informiert Frauen über Operationen und Behandlungsmethoden und trägt dazu bei, durch Aufklärung die gelegentlich auch unnötigen Ängste zu nehmen.

Gewollt emotionslos werden von der Autorin nach ausführlicher und gründlicher Recherche die verschiedenen Operations-Techniken detailiert beschrieben und die psychologischen, sexuellen und körperlichen Beeinträchtigungen aufgezeigt, die durch die verschiedenen Eingriffe auftreten können. Medizinische Fachausdrücke sind übersetzt, damit sich die Betroffenen in der medizinischen Terminologie zurechtfinden und sich gezielt mit ihren GynäkologInnen sachlich auseinandersetzen können. Auf eine Bewertung der Behandlungsmethoden nach *richtig* oder *falsch* wird bewusst verzichtet, damit der Patientin der Weg zur eigenen Entscheidungsfindung offen bleibt.

Ich bin mit ihr einer Meinung, dass nur eine gut informierte und aufgeklärte Patientin, die sich nicht willenlos dirigieren lässt, auch langfristig auf die Behandlung gynäkologischer Erkrankungen einwirken kann. Therapien nachvollziehen und damit an entsprechender Stelle selbst Entscheidungen fällen, ist die Voraussetzung, Neuerungen im Sinne einer frauenorientierten Gynäkologie zu erreichen. Diese Veränderungen müssen aber von den Frauen selbst gewollt und initiiert werden.

Die Autorin unterstützt Frauen, sich informiert mit einer Frauenheilkunde auseinander zu setzen, die bisher nicht nur *heilbringend* ist.

Mit Unterstützung von FrauenGesundheitsZentren und Selbsthilfegruppen kann jede Frau gezielt den Gynäkologen aufsuchen, der mit ihr gemeinsam um ein anderes Verständnis der Frauenheilkunde bemüht ist. Dies setzt allerdings voraus, dass wir Ärzte den Dialog mit aufgeklärten, mündigen Patientinnen suchen und bereit sind, sie auf ihrer Wegfindung nach individuellen Behandlungsmethoden zu begleiten und zu unterstützen.

Dr. med. Elke Krystek,
Chefärztin der gynäkologisch-geburtshilflichen Abteilung
des St. Josefskrankenhauses Heidelberg

Dank

Im Namen des Frauengesundheitszentrums bedanke ich mich für die finanzielle Unterstützung des Arbeitsamtes Heidelberg, ohne die dieser Ratgeber nicht hätte erarbeitet werden können.

Mein besonderer Dank gilt Frau Dr. med. Krystek, Chefärztin der gynäkologischen Abteilung des St. Josefskrankenhauses, für Ihre fachärztliche Betreuung und unterstützende Zusammenarbeit, die es mir ermöglichte, bei verschiedenen Operationen im Operationssaal anwesend zu sein, um einen unmittelbaren Eindruck und mehr praktisches Verstehen zu erhalten. Diese Erfahrung schloss für mich eine wichtige Lücke in der Arbeit an diesem Ratgeber und fließt in meine laufende Beratungstätigkeit weiter ein.

Für ihren fachlichen Rat und ihre Unterstützung bedanke ich mich bei Dr. med. Kübler, Oberarzt in der gynäkologischen Abteilung des Krankenhauses Salem in Heidelberg, Prof. Dr. med. Bohndorf, Chefarzt der Klinik für Diagnostische Radiologie und Neuroradiologie in Augsburg, Dr. med. Hemmerich, Leitender Arzt der gynäkologischen Abteilung der Asklepios Südpfalzklinik in Germersheim und bei Dr. med. Graf, niedergelassener Arzt und Homöopath.

Meiner Kollegin Soana Schüler verdanke ich Geduld und Aufmerksamkeit beim Korrekturlesen sowie die Organisation der Herausgabe. Ein großes Dankeschön an Betty Langhoff. Sie leistete mir Beistand in allen Höhen und Tiefen, die mit einem solchen Projekt verbunden sind. Carmen Kandler half mir mit Informationen aus dem Internet. Auch ihr sei herzlichst gedankt.

Und nicht zuletzt gilt mein aufrichtiger Dank allen Frauen, die mir in persönlichen Beratungsgesprächen ihr Vertrauen entgegenbrachten und von denen ich viel lernen konnte. Ohne die persönlichen, oft erschütternden Schilderungen ihrer Erfahrungen wäre dieser Ratgeber nicht das geworden, was er ist.

Anna Zimmermann
November 2000

Einführung

Ein bedeutsamer Termin für die Geschichte dieses Buches ist der Juni 1987. Damals erschien eine von vielen Frauen schon lange erwartete und benötigte Broschüre zum Thema *Gebärmutterentfernung und ihre Folgen*. Neu war, dass mit der Hysterektomiebroschüre eine für betroffene Frauen zugängliche und unabhängige Informationsschrift über ein Thema, das bis dahin meist tabuisiert und verschwiegen worden war, herausgegeben wurde. Dieses zirka fünfzig Seiten starke Heft hatten engagierte Mitarbeiterinnen des Vereins IFF – Information für Frauen –, des damaligen Frauengesundheitszentrums in Heidelberg, auf einer Schreibmaschine verfasst und ihm den Titel *Erfahrungen mit Hysterektomie* gegeben.

Sagen Sie, Frau Doktor, Ihre eigene Gebärmutter, würden Sie die einfach entfernen lassen? Eine Patientin.

1984 wurde im Schweizer Kanton Tessin eine Studie wegen ständig steigender Kosten im Gesundheitswesen in Auftrag gegeben. Die Ergebnisse dieser viel zitierten Tessiner Studie sind heute noch von Bedeutung. Sie zeigte auf, dass die Rate der hysterektomierten Ehefrauen von Ärzten nur halb so hoch war, wie die der Gesamtbevölkerung, dass von Gynäkologinnen nur halb so oft eine Gebärmutterentfernung vorgeschlagen wurde wie von männlichen Kollegen und dass die Häufigkeit der durchgeführten Hysterektomien mit der Anzahl der niedergelassenen Gynäkologen und Gynäkologinnen und der Anzahl zur Verfügung stehender Krankenhausbetten in Zusammenhang stand. Im Anschluss an diese Studie führte das Tessiner Gesundheitsamt eine Medienkampagne durch, um die Bevölkerung über überflüssige Operationen und Patientinnenrechte aufzuklären. Bereits kurz nach dem Beginn der Kampagne und im folgenden Jahr sank die Rate der Gebärmutterentfernungen bei 35- bis 49-jährigen Frauen um 33,2 Prozent (Domenighetti 1988)! Diese Ergebnisse machen deutlich, dass ausführliche Information und Aufklärung einen unmittelbaren Einfluss auf die angewandten Methoden der Medizin haben.

Die Gynäkologie zählt innerhalb der Medizin zu den operativen Fächern. Die ersten Gynäkologen waren eigentlich Chirurgen, die begannen, Operationen an den weiblichen Organen auszuführen. Durch verbesserte Narkosemethoden und moderne Antibiotikatherapie führte in den siebziger Jahren der Trend von vorher häufigen organerhaltenden Operationen zur routinierten Gebärmutterentfernung *im Sinne einer erweiterten Karzinomprophylaxe* und zur Familienplanung: *Für Frauen, die sich aus freiem Willen und aus Gründen der Familienplanung für eine Hysterektomie entschließen, bringt diese Art der Operation im Vergleich zu Sterilisationsmethoden folgende Vorteile: absolute Zuverlässigkeit, Karzinomprophylaxe, keine Blutungsstörungen, keine Gefahr der Ascension* (Aufstieg von Keimen) (Halstrick 1983).

So entstand der Begriff der *präventiven Hysterektomie*, und die Indikationen für diese Operation wurden erweiternd gestellt: bei Unverträglichkeit der Pille und abgeschlossener Familienplanung, bei *ausreichendem* Alter der Frau, zur Vorbeugung von Blutungsstörungen in den Wechseljahren sowie zukünftiger Gebärmuttersenkungen, zur Krebsprophylaxe bei *Risikopatientinnen*, bei ausreichendem Alter des Partners und wenn bestimmte Grunderkrankungen eine Schwangerschaft nicht zuließen. Tatsächlich kann Gebärmutterhalskrebs durch regelmäßige Früherkennungsuntersuchungen meist rechtzeitig erkannt und behandelt werden, und die Gefahr von Gebärmutterkörperkrebs ist statistisch gesehen nicht höher als die durch unvorhergesehene Folgen einer Hysterektomie. Nach einer Hysterektomie würde, nach Meinung der Gynäkologen und Gynäkologinnen, weder der Hormonhaushalt und die Sexualität, noch das psychische Befinden und die weitere Lebensgestaltung der Frau eine Beeinträchtigung erfahren (Straemmler 1972, Klapp 1980).

Eine Patientinnen-Befragung des *Arbeitskreis Frauenselbsthilfe* in den neunziger Jahren zum Thema Gebärmutterentfernung ergab: Zwei Drittel der befragten Frauen fühlten sich zu einer Hysterektomie gedrängt, und 80 bis 90 Prozent der Frauen wurden keine alternativen Therapievorschläge gemacht. Über mögliche Folgen der Operation wurden 60 Prozent nicht aufgeklärt, 29 Prozent nur teilweise, 7 Prozent ausreichend und ganze 4 Prozent sehr gut. Nach der Operation hatten 87 Prozent der Frauen über Monate bis Jahre Beschwerden. 50 Prozent gaben Verwachsungsschmerzen, Kreuzschmerzen, Narbenschmerzen, Schmerzen beim Verkehr und Dauerschmerzen an. Zwei Drittel der Frauen litten unter Erschöpfungszuständen und Depressionen, und die Hälfte der Frauen hatten sexuelle Probleme, Hitzewallungen, Schlaflosigkeit und Harninkontinenz. Interessant ist, dass aus der Gruppe der nicht hysterektomierten Frauen rund zwei Drittel der Befragten angaben, dass sie sich auf Grund der Beratung durch den *Arbeitskreis Frauenselbsthilfe* gegen eine Operation entschieden hätten (Davids 1994).

Heute gibt es in den USA kaum eine Frau, die über fünfzig Jahre alt ist und ihre Gebärmutter noch besitzt, während in Schweden nur etwa jede zehnte Frau von einer Hysterektomie betroffen ist. In der Bundesrepublik werden jährlich zirka 150 000 Gebärmutterentfernungen durchgeführt, davon nur fünf Prozent auf Grund einer Krebserkrankung und weitere vier Prozent wegen stark veränderter Zellen am Gebärmutterhals, die als Krebsvorstufe bezeichnet werden. 1989 besaßen in der Bundesrepublik 53 Prozent aller Frauen um die Menopause ihre Gebärmutter nicht mehr. Jede dritte Frau war im Laufe ihres Lebens von einer Gebärmutterentfernung betroffen, und die Hälfte aller Frauen wurde zum Zeitpunkt der Erhebung mindestens einmal im Bereich der Gebärmutter operiert. Diese Zahlen beziehen sich auf die alten Bundesländer und entstammen einer unveröffentlichten Untersuchung im Auftrag des NDR. Zwei Journalistinnen hatten während ihrer Arbeit an dem Fernsehfilm *Die amputierte Frau – Eine Operation und ihre Folgen* Datenmaterial der Infratest Gesundheitsforschung auswerten lassen (Infratest 1990). Bezeichnenderweise liegen keine neueren Studien über den Umfang durchgeführter Hysterektomien und anderer gynäkologischer Operationen vor. Nur die Kliniken selbst verfügen über die Daten ihrer durchgeführten Behandlungen.

Dr. Ehret-Wagener, heutige Chefärztin in einer Rehabilitationsklinik, war eine der ersten Gynäkologinnen, die öffentlich die viel zu häufig durchgeführten Gebärmutterentfernungen kritisierte (Ehret 1980). Gleichzeitig gehört sie zu den wenigen Ärztinnen, die die Hintergründe dieser Operationspraxis innerhalb der Gynäkologie selbstkritisch benennen und ihre eigene Rolle im Medizinsystem hinterfragen: *Beschämt erinnerte ich mich an unsere sogenannten Aufklärungsgespräche, die zumeist am Abend vor der Operation stattfanden. Zu einem Zeitpunkt also, an dem die ängstliche Aufmerksamkeit der Frauen auf die Operation des folgenden Tages konzentriert war. In diesem Zustand unterschrieben sie alles* (Ehret-Wagener 1994).

Maßgebliche Ursache für so häufig durchgeführte Gebärmutterentfernungen ist mit Sicherheit die Einstellung zum Wert dieses Organs selbst. *Die Gebärmutter hat nur eine Funktion: Reproduktion. Nach der letzten geplanten Schwangerschaft wird die Gebärmutter zu einem nutzlosen, blutenden, symptom-produzierenden, potentiell krebskranken Organ und sollte daher entfernt werden* (Wright 1969). In einem deutschen gynäkologischen Lehrbuch kann nachgelesen werden, wann es sich noch lohnt, die Gebärmutter zu erhalten: *Das an für sich ideale Ziel, nur das kranke Gewebe zu entfernen und das Organ selbst funktionstüchtig zu erhalten, braucht praktisch nur verwirklicht zu werden, wenn es im Hinblick auf das Alter der Patientin lohnt, den Uterus zu erhalten* (Husslein 1971).

Obwohl seit den neunziger Jahren ein Rückgang der Gebärmutterentfernungen zugunsten organerhaltender Operationen beobachtet werden kann, wird immer noch – auch nach Meinung einiger Gynäkologen und Gynäkologinnen – die Gebärmutter zu häufig entfernt, vor allem bei Myomerkrankungen. Zirka 40 Prozent aller in Deutschland durchgeführten Hysterektomien erfolgen auf Grund der Diagnose *Myome*. Der Gynäkologe Dr. Kleine-Gunk ist einer derjenigen, die sich öffentlich darüber kritisch äußern: *Bei strenger Indikationsstellung ließe sich manche dieser Operationen sicherlich ganz vermeiden. Aber auch dort, wo ein Eingriff tatsächlich erforderlich ist, weil das Myom Beschwerden macht, muss die Lösung des Problems nicht unbedingt in der Entfernung der gesamten Gebärmutter bestehen. Ob die Möglichkeit einer Organerhaltung mit der betroffenen Patientin zumindest diskutiert wird, hängt nicht so sehr vom medizinischen Sachverhalt, sondern eher von der Grundeinstellung des Gynäkologen ab. Scheuen Sie sich im Zweifelsfalle nicht, das Thema auch von sich aus anzusprechen* (Kleine-Gunk 1997).

Mittlerweile besteht bei den operierenden Gynäkologen und Gynäkologinnen die eindeutige Tendenz zur vaginalen Hysterektomie, während Gebärmutterentfernungen über einen Bauchschnitt meist nur noch in Ausnahmefällen durchgeführt werden, wie bei Krebs, einer sehr großen Gebärmutter oder wenn aufgrund starker Verwachsungen vaginal nicht operiert werden kann (FFGZ Berlin 1998). Eine Heidelberger Gynäkologin meinte dazu, dass gerade diese *Ausnahmefälle* wirkliche Gründe für eine Gebärmutterentfernung darstellten, während die hohe Anzahl von vaginalen Hysterektomien, die ja nur bei einer kleinen, beweglichen und gesunden Gebärmutter möglich sind, die Unnötigkeit dieser Operation verdeutliche.

Die Befragung Berliner Chefärzte von 1998 ergab als Gründe für zu häufig durchgeführte Gebärmutterentfernungen: wirtschaftliche Faktoren, zu großzügig gestellte Indikationen und die Belegbetten-Problematik. Wenn niedergelassene Gynäkologen gleichzeitig Betten in einer Klinik reserviert haben, um dort ihre Patientinnen selbst zu operieren, führt dies zu einer Interessenverknüpfung zwischen patientinnengerechter Behandlung und dem wirtschaftlichen Druck, die Betten mit Patientinnen zu füllen. Dazu kommt, dass kein weiterer Arzt und damit keine weitere Meinung zwischen Indikationsstellung und Operation mehr steht. *Wir wissen auch, dass es sehr viel privat Niedergelassene, also auch Leute gibt, die Probleme mit ihren belegten Betten haben, wo es also ausgesprochen günstig ist, die Betten zu belegen oder Geld zu machen, indem man mal eben Frauen eine Hysterektomie empfiehlt, die nachher überhaupt nicht notwendig ist* (FFGZ Berlin 1998).

Während die Hysterektomiezahlen in den letzten Jahren zurückgegangen sind, ist die Anzahl gynäkologischer Operationen insgesamt stark angestiegen. Viel häufiger werden heute Ausschabungen, Gebärmutterspiegelungen und Bauchspiegelungen – auch nur zu Diagnosezwecken – vorgenommen. Die Chefärztin Dr. Ehret-Wagener behauptet: *Operativtechnische Eingriffe bilden also nach wie vor die Behandlungsdomäne in der Gynäkologie. Wirkliches Umdenken lässt auf sich warten!*

Bei fast jeder Frau, die zur Beratung aufgrund einer gynäkologischen Erkrankung in unser Zentrum kommt, steht die Frage nach einer operativen Behandlung mit im Raum. Da neue Methoden entwickelt wurden, die weniger stark in den Organismus eingreifen und organerhaltend vorgehen, dient der Ratgeber der Information und Aufklärung, damit Sie als wissende Patientin sich für oder gegen eine Behandlung entscheiden können. Dazu gehört das Wissen um das Heilungspotential von operativen Behandlungen. Sowohl in Beratungen als auch bei mir persönlich mache ich immer wieder die Erfahrung, dass es den *richtigen* Weg oder die *einzig wahre* Behandlungsmethode nicht gibt. Was uns letztendlich gesund werden lässt ist sehr vielfältig und oft eine Kombination aus verschiedenen Maßnahmen, der Art und Weise ihrer Anwendung und des richtigen Zeitpunkts. Von großer Bedeutung ist dabei, aus welchen Gründen eine Frau sich für eine Operation entschieden hat und wie sie darauf vorbereitet wurde. Nicht minder bedeutsam ist ihre innere Zustimmung zu dieser Form der Behandlung, ihr Einverständnis und ihr Wissen darum, dass die Operation zu ihrer Gesundung beitragen wird. In diesem Sinne wünsche ich Ihnen, dass Sie über die Informationen und Anregungen in diesem Buch zu der Ihren individuellen Gesundungsprozess unterstützenden Entscheidung finden werden!

Anna Zimmermann

I. Patientinnenrechte und Ärztepflichten

Jede Frau, die kompetente Hilfe im Gesundheitswesen sucht oder in Anspruch nimmt, besitzt als Patientin Rechte gegenüber Ärzten, Ärztinnen und anderen Dienstleistenden oder Institutionen im Gesundheitsbereich.

Die Pflichten der Ärzte, Ärztinnen und die Rechte der Patientinnen sind gesetzlich geregelt. Bei jeder medizinischen Behandlung oder Untersuchung ist es wichtig, über die rechtlichen Grundlagen informiert zu sein. Mit diesem Bewusstsein sind Sie eine mündige Patientin und als gleichberechtigte Partnerin an der Behandlung zu beteiligen.

Jede Patientin besitzt das Recht auf freie Arztwahl. Auch während eines Quartals oder einer laufenden Behandlung kann aus wichtigen Gründen der Arzt oder die Ärztin gewechselt werden, zum Beispiel auf Grund eines gestörten Vertrauensverhältnisses. Um einen Facharzt oder eine Fachärztin zu konsultieren, wird keine Überweisung benötigt. Von den Krankenkassen wird nicht überprüft, wie viele Ärzte und Ärztinnen aufgesucht werden.

Prinzipiell kann jede Patientin unter den bei den Kassen zugelassenen Krankenhäusern frei auswählen. Sie ist nicht an die Empfehlung ihrer Ärztin oder ihres Arztes gebunden. Allerdings kann die Krankenkasse die Übernahme von Mehrkosten, beispielsweise durch eine weit entfernte Klinik oder einen höheren Tagessatz ganz oder teilweise verweigern. Für eine Kassenpatientin besteht innerhalb des Krankenhauses keine freie Arztwahl, da das jeweilige Krankenhaus selbst entscheidet, welche Ärzte und Ärztinnen zur medizinischen Behandlung eingesetzt werden. Das Krankenhaus kann jederzeit gegen den ärztlichen Rat auf eigenes Risiko verlassen werden. Die Ärzte, Ärztinnen und Versicherungsträger sind jedoch nicht haftbar, wenn Schäden durch frühzeitiges Verlassen der Klinik auftreten.

1. Der Behandlungsvertrag

Jeder ärztlichen Behandlung, sei es in einer Praxis oder Klinik, ambulant oder stationär, liegt aus juristischer Sicht der sogenannte Behandlungsvertrag zugrunde. In diesem Vertrag sind die Rechte und Pflichten der

Vertragspartner und Partnerinnen, also der behandelnden Ärzte, Ärztinnen und der Patientinnen geregelt. Das Eingehen des Vertrages gilt mit dem Aufsuchen der Praxis oder Klinik, der Abgabe der Versicherungskarte oder der schriftlichen Einwilligung in eine Operation als abgeschlossen.

Alle Ärzte und Ärztinnen unterstehen der Schweigepflicht. Ohne Erlaubnis der Patientin dürfen weder an andere Ärzte und Ärztinnen, die Krankenkasse, den Arbeitgeber, noch an Ehepartner und Eltern, Auskünfte über die Diagnose und Behandlung weitergegeben werden. Studenten, Studentinnen, medizinisches Hilfspersonal, sowie alle nichtärztlichen Mitarbeiter und Mitarbeiterinnen in der Verwaltung sind gleichermaßen an diese Schweigepflicht gebunden. Nur an die Krankenkasse und den Medizinischen Dienst der Krankenversicherung dürfen in bestimmten Fällen Informationen weitergegeben werden, die sich aber auf das Notwendige beschränken müssen. Bei Verdacht auf einen Behandlungsfehler muss daher der Arzt oder die Ärztin von der Schweigepflicht schriftlich entbunden werden, sofern die Beschwerden überprüft werden sollen.

Vor der Behandlung muss der Arzt oder die Ärztin die aktuelle Diagnose mitteilen. Jede Patientin besitzt das Recht auf volle Aufklärung über ihren Gesundheitszustand und ihre Untersuchungsergebnisse. Untersuchungsbefunde und sonstige Unterlagen dürfen eingesehen werden. Die Ärztinnen und Ärzte sind zwar frei in der Wahl ihrer Therapie, müssen aber die risikoärmere Methode wählen. Sie sind verpflichtet, die Patientin auf alle Risiken und Einnahmeregeln der Behandlungsmaßnahmen hinzuweisen.

Ärzte und Ärztinnen sind gegenüber ihren Patientinnen zur Sorgfalt verpflichtet. Die medizinische Behandlung muss ausreichend, zweckmäßig, wirtschaftlich und am gesicherten Standard der Wissenschaft ausgerichtet sein. In Streitfällen kommt es nicht darauf an, was normalerweise üblich ist, sondern was im konkreten Einzelfall erforderlich gewesen wäre.

Vereinbarte Termine müssen von seiten des Arztes oder der Ärztin und von der Patientin eingehalten werden. In Gemeinschaftspraxen darf ohne Absprache und Zustimmung der Patientin nicht einfach ein anderer Arzt oder Ärztin die Behandlung übernehmen. Patientinnen können medizinische Maßnahmen ablehnen oder abbrechen und dürfen nicht ohne ihre Einwilligung in eine klinische Studie einbezogen werden.

Ärztinnen und Ärzte müssen persönlich den Gesundheitszustand ihrer Patientin erfassen. In der Regel reichen Ferndiagnosen und Therapieempfehlungen auf Grund schriftlicher oder mündlicher Berichte nicht aus. Hausärzte und wenn nötig Fachärzte sind verpflichtet, Hausbesuche zu machen, sofern die Patientin aus gesundheitlichen Gründen nicht selbst in die Praxis kommen kann. Hausbesuche dürfen nur aus schwerwiegenden Gründen abgelehnt werden.

Der Arzt oder die Ärztin muss die Behandlung dokumentieren und die Unterlagen mindestens zehn Jahre aufbewahren. Zu den Krankenunterlagen (Krankenblätter) gehören Aufzeichnungen über den Krankheitsverlauf und die Behandlungen, Arztbriefe der mit behandelnden Ärztinnen und Ärzte, Röntgenbilder, Elektrokardiogramme, Laborwerte und Hinweise über Aufklärung und Einwilligung in ärztliche Maßnahmen. Soweit die Krankenunterlagen objektive Befunde und Tatsachen enthalten, dürfen sie von der Patientin jederzeit eingesehen oder Kopien angefordert werden. Subjektive Eindrücke und persönliche Bemerkungen müssen nicht herausgegeben werden und können beim Kopieren abgedeckt werden. Röntgenbilder müssen im Original herausgegeben werden. Eine andere Person kann schriftlich bevollmächtigt werden, die Unterlagen einzusehen oder anzufordern. Allerdings muss dann der Arzt oder die Ärztin schriftlich von der Schweigepflicht entbunden werden. Manchmal ist es notwendig, Ärzte, Ärztinnen oder Kliniken ausdrücklich auf die gesetzliche Grundlagen und das Einsichtsrecht hinzuweisen, damit die Krankenunterlagen herausgeben werden.

Ärztinnen und Ärzte in der Klinik haben dieselben Pflichten wie ihre niedergelassenen Kolleginnen und Kollegen hinsichtlich der Sorgfalts- und Schweigepflicht sowie der Pflicht zur Aufklärung und Dokumentation. In der Klinik werden jedoch bei Visiten in Mehrbettzimmern Diagnosen und Behandlungsverlauf in Gegenwart anderer Patientinnen besprochen und Untersuchungen vorgenommen. Faktisch gesehen stellt dies eine Verletzung der Schweigepflicht und Intimsphäre dar. Selbst wenn es für das Krankenhauspersonal umständlich erscheint, kann eine Patientin darauf bestehen, dass bestimmte Gespräche und Untersuchungen in einem vertraulichen Rahmen stattfinden. Auf jeder Station gibt es Untersuchungszimmer, in denen der Heilungsverlauf begutachtet und besprochen werden kann.

Eine Untersuchung, die als unangenehm oder zu belastend empfunden wird, kann auf eigene Verantwortung abgelehnt werden, auch wenn dies in den Augen des Arztes oder der Ärztin unvernünftig erscheint. Die Anwesenheit von Studenten und Studentinnen oder anderer Personen im Behandlungszimmer, sofern diese während der Untersuchung nicht assistieren, muss nicht akzeptiert werden. Zum Gespräch und zur Untersuchung kann eine Vertrauensperson mitgenommen werden. Wenn Fragen des Arztes oder der Ärztin als zu intim empfunden werden, kann nachgefragt werden, ob deren Beantwortung überhaupt zur Diagnosestellung notwendig ist. Häufig genug kommt es vor, dass Frauen bereits ausgezogen und halbnackt in Fluren, Wartesälen oder Vorzimmern warten müssen und die Untersuchungssituation insgesamt nicht sehr menschenwürdig gestaltet ist. Jede Frau kann jedoch darauf bestehen, sich erst dann auszuziehen, wenn sie die Ärztin oder den Arzt gesehen und gesprochen hat. Welche Untersuchungen durchgeführt werden sollen und was dabei passiert muss im Vorfeld besprochen und erklärt werden.

Sie haben ein Recht auf den Schutz Ihrer Daten und die Beachtung Ihrer Schamgrenzen!
Sie müssen sich nicht von Medizinstudenten oder Studentinnen untersuchen lassen, wenn Sie nicht wollen und Sie können bei Visiten in Begleitung vieler Personen Ihren zuständigen Arzt oder Ihre Ärztin um ein Gespräch unter vier Augen bitten!

Aufklärungspflicht und informierte Einwilligung

Jede Patientin hat das Recht auf umfassende Informationen und Aufklärungen über die Diagnose, Art, Ablauf, Folgen und Risiken der Behandlungsmaßnahmen. Dies sollte im Gespräch geschehen, so dass Fragen gestellt werden können. Ein Aufklärungsformular allein reicht nicht aus. Sofern kein Notfall vorliegt, muss frühzeitig genug aufgeklärt werden, so dass ohne Zeitdruck eine Entscheidung für oder gegen die ärztliche Maßnahme getroffen werden kann.

Mittlerweile wird in Fachkreisen die Forderung verstärkt, Patienten und Patientinnen sogenannte informierte Entscheidungen *(informed decision making)* zu medizinischen Behandlungen und Gesundheitsfragen zu ermöglichen. In England wurde dazu bereits ein nationales Programm begonnen. Zwar ist im deutschen Gesundheitswesen das Einholen einer zweiten ärztlichen Meinung *(second opinion)* vor schwerwiegenden Entscheidungen (noch) nicht etabliert, kann aber auf eigene Initiative durch das Konsultieren weiterer Ärzte und Ärztinnen erfolgen.

Eine Frau, die sich operieren lässt, schließt juristisch gesehen mit dem operierenden Arzt oder Ärztin einen Vertrag ab. Eine Operation ohne *informierte Einwilligung* erfüllt den Tatbestand der Körperverletzung, es sei denn, die Patientin ist bewusstlos und eine Notoperation muss als lebensrettende Maßnahme eingesetzt werden. Gesetzlich vorgeschrieben ist, dass der Arzt oder die Ärztin über die geplante Operation, ihren Umfang, den Operationsweg, mögliche Komplikationen und anschließend zu erwartende Folgewirkungen informiert und aufklärt. Die Aufklärung sollte spätestens einen Tag vor der Operation persönlich gegenüber der Patientin erfolgen. Eine Aufklärung der Angehörigen allein reicht nicht aus. Sollen auf Wunsch weitere Personen informiert werden, muss der Arzt oder die Ärztin von der Schweigepflicht entbunden werden. Üblicherweise wird die Aufklärung vor einer Operation in den Kliniken durch Merkblätter dokumentiert. Bei kleineren ambulanten Operationen oder diagnostischen Maßnahmen kann die Aufklärung am gleichen Tag erfolgen.

Bei einem Aufklärungsgespräch muss die Voraussetzung erfüllt sein, dass Sie selbst entscheiden können, ob Sie die Operation durchführen lassen wollen oder nicht!
Achten Sie darauf, dass Sie vor der Operation jederzeit die Möglichkeit haben, einzugreifen und mitzubestimmen!

Selten auftretende Komplikationen müssen ebenfalls benannt werden, wenn diese schwerwiegende Folgen für die Patientin haben können und die Aufklärung darüber die Entscheidung für oder gegen eine Operation beeinflussen würden. Allerdings müssen die Risiken nicht in allen Einzelheiten aufgeführt werden. Über selbstverständlich auftretende Folgen, wie zum Beispiel der möglichen Infektion auf Grund eines Hautschnittes, muss nicht informiert werden.

Eine mündlich oder schriftlich erteilte Einwilligung kann unwirksam werden, wenn der Arzt oder die Ärztin auf ein typisches Behandlungsrisiko nicht hingewiesen hat! In Streitfällen sind sowohl Aufklärung und Einwilligung sowie deren Dokumentation von großer Bedeutung.

Aus einem Urteil des Oberlandesgerichtes Düsseldorf vom 12.11.87 geht hervor, dass Behandlungsalternativen zur Operation aufgezeigt werden müssen: *Stehen unterschiedliche Verfahren der Behandlung zur Verfügung, so muss auch über diese Dinge belehrt werden, jedenfalls wenn es sich um echte Alternativen mit gleichwertigen Therapiechancen, aber mit andersartigen, eventuell geringeren Risiken handelt. Das folgt aus dem Selbstbestimmungsrecht des Patienten. Er hat letztlich zu entscheiden, ob er die Heilbehandlung und deren Risiken und Nachteile hinnehmen will. Diese Entscheidung und Abwägung kann der Patient verantwortlich nur treffen, wenn er die wesentlichen Auswirkungen der Krankheit, der Behandlungsmöglichkeiten und insbesondere auch der Komplikationen kennt* (Richter 1994).

Die Zusicherung der Ärztin oder des Arztes, dass die Operation keinerlei negative Folgen haben wird, erfüllt also rechtlich gesehen nicht einmal die Mindestanforderung an ein Aufklärungsgespräch. Da die operierenden Ärzte und Ärztinnen ihre Patientinnen oft nie wieder sehen, werden sie nicht mit den längerfristigen Folgen und Beschwerden konfrontiert. Außerdem werden bestimmte Probleme, die beispielsweise nach einer Gebärmutterentfernung auftreten können, nicht unbedingt als Folgeerscheinung der Operation selbst eingestuft. Aus diesem Grund bleibt ein ausführliches Aufklärungsgespräch oft lückenhaft, da nur über das gesprochen wird, was innerhalb der Schulmedizin als anerkannt gilt. Dagegen rechnen Patientenschutzorganisationen jährlich mit 100000 ärztlichen Kunstfehlern.

Kann es passieren, dass ich ohne meine Gebärmutter wieder aufwache?

Grundsätzlich dürfen nicht mehr Organe entfernt werden, als vereinbart wurde. Erweiterte Operationen und Organentfernungen ohne die Einwilligung der betroffenen Frau entsprechen dem Tatbestand einer massiven Körperverletzung. In den Merkblättern zum Aufklärungsgespräch wird um die Einwilligung zur Operation mit einer Unterschrift gebeten. Den Zusatz *Ich bin mit Änderungen und Erweiterungen des Eingriffes einverstanden, die sich während der Operation als erforderlich erweisen* müssen Sie nicht unterschreiben!

Tipps für das Gespräch vor der Einwilligung in die Operation:

- Überlegen Sie sich bereits zu Hause Fragen, die Sie aufschreiben und zum Gespräch mitnehmen.
- Informieren Sie sich vor dem Gespräch bei Frauengesundheitszentren, Patientenstellen oder im Freundeskreis und holen Sie gegebenenfalls eine zweite ärztliche Meinung ein.
- Wenn Sie sich innerlich aufgeregt fühlen, nehmen Sie eine Vertrauensperson zum Gespräch mit. Eine zweite Person hat auch eine Zeugenfunktion.
- Notieren Sie sich die Antworten des Arztes und der Ärztin und bewahren Sie Ihre Notizen auf.
- Klären Sie sehr genau mit dem Arzt oder der Ärztin, was operiert oder entfernt und welche Operationsmethode gewählt wird, welche möglichen Risiken und Folgen bestehen und welche alternativen Behandlungsmöglichkeiten in Betracht kommen.
- Benennen Sie Ihre Wünsche bezüglich der Operation deutlich und bestehen Sie auf einer klaren Antwort vonseiten Ihrer Ärztin/Ihres Arztes.
- Lesen Sie sich den Aufklärungsbogen vor dem Unterschreiben gründlich durch und unterschreiben Sie nur das, womit Sie einverstanden sind. Bitten Sie eventuell um eine Kopie des Formulars.
- Wenn erforderlich, lassen Sie zusätzliche Eintragungen in das Merkblatt aufnehmen, damit deutlich wird, was genau operiert werden soll und was auf keinen Fall geschehen darf.
- Es hat sich als günstig erwiesen, die Frage nach bestehendem Kinderwunsch zu bejahen, da erfahrungsgemäß daraufhin mit mehr Sorgfalt die Gebärmutter erhaltend operiert wird.

Erfahrungsgemäß wird den Frauen jedoch nahegelegt, sich mit einer Erweiterung des operativen Eingriffes einverstanden zu erklären, da ihnen damit eine weitere Operation mit Narkosebelastung erspart bliebe. Trotzdem möchten viele Frauen sich bewusst und informiert mit der möglichen Notwendigkeit einer größeren Operation und dem Verlust ihrer Organe auseinandersetzen, bevor sie durchgeführt wird, statt sich mit der Unsicherheit und Ungewissheit über das tatsächliche Ausmaß der Operation in den Operationssaal zu begeben. Die Einwilligungserklärung kann deshalb um einen Zusatz, zum Beispiel, dass ausschließlich das Myom oder die Zyste entfernt werden sollen und kein weiteres Organ, ergänzt werden.

Es darf kein Organ entfernt und nichts operiert werden, ohne Ihre Zustimmung!
Sie können jedes Formular verändern, Sätze streichen oder hinzufügen, bevor Sie es unterschreiben!
Sie müssen erst unterschreiben, wenn alle Ihre Fragen beantwortet sind und Sie sich ganz sicher mit Ihrer Entscheidung sind!
Sie können eine Person Ihres Vertrauens zum Aufklärungsgespräch mitnehmen!

2. Was tun bei Verdacht auf ärztliche Fehler oder Pflichtverletzung?

Zu Beginn muss Klarheit darüber bestehen, worin die angenommene Pflichtverletzung des Arztes oder der Ärztin mit welchem Ausmaß und welchen Folgen genau besteht. Geht es darum, für einen Behandlungsfehler Schadensersatz und Schmerzensgeld zu erhalten, so muss der außergerichtliche Weg oder ein zivilgerichtliches Verfahren gewählt werden. Soll der verantwortliche Arzt oder die Ärztin bestraft und gerügt werden, so führt der Weg über einen Strafprozess oder ein berufsrechtliches Verfahren. In beiden Fällen wird aufgrund einer Anzeige von der Staatsanwaltschaft oder der Ärztekammer selbständig ermittelt. Wichtig ist, sich im Vorfeld gut zu informieren und sich über die jeweiligen Erfolgschancen und persönlichen Bedürfnisse klar zu werden. Professioneller juristischer Rat und die Erfahrungen anderer Betroffener, die von entsprechenden Beratungsstellen und Organisationen vermittelt werden, können dabei entscheidend sein.

Haftung und Nachweis

Verantwortlich für eine ambulante Behandlung ist der oder die behandelnde niedergelassene Arzt/Ärztin. Die Verhandlung um Schadensersatz und Schmerzensgeld wird mit ihm/ihr oder mit der jeweiligen Haftpflichtversicherung geführt. Bei Krankenhausbehandlungen ist im Krankenhausvertrag festgelegt, wer Vertragspartner ist (Stadt, Landkreis, Kirche, oder eine GmbH). Die Ansprüche müssen dort geltend gemacht werden. Frauen, die von Belegärzten oder Belegärztinnen operiert wurden, unterliegen einem sogenannten gespaltenen Behandlungsvertrag. Darin ist geregelt, dass der behandelnde Arzt oder Ärztin für seine oder ihre Behandlung allein haftet, während das Krankenhaus für die Pflege, Unterkunft und Versorgung verantwortlich ist.

Sind überflüssige operative Eingriffe oder Fehlbehandlungen vorgenommen worden und liegen Einschränkungen der Lebensqualität, dauerhafte Schäden oder Behinderungen nach einer Operation vor, so muss der entsprechende Nachweis von der Patientin erbracht werden.

Unterlagen für den Nachweis:

- Karteikarten des einweisenden Arztes oder Ärztin
- Karteikarten des gegenwärtig behandelnden Arztes oder Ärztin
- Aufklärungsbogen
- Röntgen-, Ultraschall- und andere Untersuchungs-Unterlagen
- Protokolle über die Operation
- Pathologischer Befund des Schnellschnitts während der Operation und spätere Untersuchung des entnommenen Gewebes
- Krankenhausblatt, auf dem die Laborwerte und Medikamente vermerkt sind

Für eine gute Vorbereitung ist es sinnvoll, die eigene Kranken- und Behandlungsgeschichte so detailliert wie möglich als Gedächtnisstütze und zur Berichterstattung aufzuschreiben. Wichtige Informationen sind die Entwicklung der Erkrankung, der Verlauf der Behandlung, die Aussagen des Arztes oder der Ärztin zur Behandlung und eventuelle Fehler, Aussagen und Bemerkungen anderer Ärzte, Ärztinnen und Pflegekräfte und wer aus dem Familien- und Freundeskreis als Zeuge oder Zeugin bei einzelnen Behandlungen anwesend war.

Ratsam ist die Unterstützung durch eine Anwältin oder einen Anwalt, die über genügend Erfahrung und Wissen im Medizinrecht verfügen. Der örtliche Anwaltsverein, der Deutsche Anwaltsverein (DAV) und andere Betroffene können Anwältinnen oder Anwälte nennen. In Beratungsstellen können Kontakte zu Betroffenen und Selbsthilfeorganisationen hergestellt werden. Dort wird auch häufig unterstützende und begleitende Hilfe bei juristischen Verfahren zur Verfügung gestellt.

Der Arzt oder die Ärztin muss nachweisen, dass die Patientin korrekt aufgeklärt wurde. Die Beweislast, ob ein weitergehender Eingriff tatsächlich nach dem neuesten Stand des medizinischen Wissens notwendig und für die Gesundheit die einzig richtige Entscheidung war, liegt beim operierenden Arzt oder Ärztin. Das Vorliegen eines Behandlungsfehlers muss die Patientin selbst beweisen. Gutachten, die das Gericht bestellt, werden aus Erfahrung als objektiver betrachtet. Wenn kein Behandlungsfehler vorliegt, jedoch ein Risiko aufgetreten ist, über das nicht aufgeklärt wurde, besteht Anspruch auf Schadensersatz und Schmerzensgeld. Allerdings muss nachvollziehbar sein, dass mit dem Wissen um dieses Risiko in die Behandlung nicht eingewilligt worden wäre. Eine lückenhafte Aufklärung lässt sich anhand der Dokumentationsunterlagen des Arztes oder der Ärztin meist gut nachweisen. Darum berufen sich häufig geschädigte Patientinnen und Patienten auf die Verletzung der Aufklärungspflicht, da viel schwerer nachgewiesen werden kann, dass der jeweilige Schaden auf Grund eines Behandlungsfehlers aufgetreten ist.

Bisher lag die Höhe des Schmerzensgeldes zwischen 3 000 DM für eine Eierstockentfernung ohne Einverständniserklärung und 40 000 DM für eine Gebärmutterentfernung ohne Indikation und Einwilligung. Schadensersatz und Schmerzensgeld können als einmalige Zahlungen oder in Form einer Geldrente gewährt werden. Bei einem unfreiwilligen oder durch einen ärztlichen Kunstfehler zustande gekommenen Verlust der Gebärmutter und/oder der Eierstöcke kann die betroffene Frau zudem eine Minderung der Erwerbsfähigkeit von 30 Prozent geltend machen und einen Behindertenausweis erhalten ▸▸Möglichkeiten der Nachsorge◂◂.

Gütliche Einigung, Zivilgericht oder Strafprozess?

In allen Bundesländern gibt es von den Ärztekammern eingerichtete Gutachterkommissionen oder Schlichtungsstellen zur Überprüfung von Behandlungsfehlern. Die Gutachterkommissionen sind personell und finanziell von den Ärztekammern und Haftpflichtversicherungen der Ärzte abhängig und daher nicht unbedingt objektiv. Die Schlichtungsstellen erstellen ausschließlich ein schriftliches Gutachten über die Frage, ob dem Arzt oder der Ärztin ein Behandlungsfehler nachgewiesen werden kann. Die Anerkennungsquoten von Behandlungsfehlern schwanken je nach Bundesland zwischen 11 und 35 Prozent. Über die Höhe von Schadensersatz und Schmerzensgeld muss dann außergerichtlich oder vor Gericht verhandelt werden. Die Entscheidungen der Kommission haben keinen bindenden, sondern nur empfehlenden Charakter, können aber in einem späteren Prozess von großer Bedeutung sein. Vor dem Verfahren der Kommission darf kein Verfahren vor einem Straf- oder Zivilgericht eingeleitet worden sein und der mögliche Behandlungsfehler darf nicht mehr als fünf Jahre zurückliegen. Der einzige Vorteil besteht letztendlich in der Erstellung eines kostenlosen ärztlichen Gutachtens zum vermuteten Behandlungsfehler, sofern dieser als solcher anerkannt wurde.

Liegt ein ärztlicher Behandlungsfehler oder eine Pflichtverletzung vor, muss entschieden werden, ob ein Strafverfahren oder ein Zivilverfahren eingeleitet werden soll. Auch außergerichtliche Wege sind möglich.

Grundsätzlich sollten Sie im Vorfeld klären, was Sie mit Ihrer Klage oder Beschwerde erreichen möchten:

1. Genügt Ihnen Schmerzensgeld oder möchten Sie den Arzt oder die Ärztin auch anzeigen?
2. Welche Höhe des Schadensersatzes wäre angemessen und berücksichtigt zukünftige Folgen des Behandlungsfehlers?
3. Oder genügt Ihnen die persönliche Konfrontation und dass der Arzt der die Ärztin von Ihrer Beschwerde erfährt?

Erfahrungen haben gezeigt, dass die Chancen bei einem Strafprozess geringer sind als bei einem Zivilprozess, da bei einem Strafverfahren sehr strenge Maßstäbe angelegt werden. Käme es zu einem Schuldspruch, würde das Schmerzensgeld relativ gering ausfallen. Mehr Aussicht auf Erfolg hat die Klage auf Schmerzensgeld, Schadensersatz und Verdienstausfall vor einem Zivilgericht. Der Anspruch auf Schadensersatz und Schmerzensgeld ist bis zu drei Jahren nach dem Zeitpunkt, an dem die betroffene Frau zum ersten Mal von einer möglichen Fehlbehandlung erfahren hat, einklagbar, spätestens jedoch 30 Jahre nach Entstehung des Schadens.

Informationsbroschüren sind bei allen Patientenstellen, Verbraucherzentralen und bei der Techniker Krankenkasse erhältlich.

3. Vorsorgevollmacht und Patientinnenverfügung

Was tun, wenn auf Grund von Bewusstlosigkeit, eines Unfalls oder einer sehr schweren Krankheit keine selbständigen Entscheidungen mehr getroffen werden können? In diesen Fällen wird – sofern eine Vollmacht nicht vorliegt – eine gesetzliche Betreuung eingerichtet. Das Verfahren, um statt dessen Angehörige als Betreuer oder Betreuerinnen einzusetzen, ist aufwendig und kostet Zeit. Um solchen Situationen vorzubeugen und sicher zu sein, dass der eigene Wille berücksichtigt wird, kann dieser vorsorglich dokumentiert werden. Dazu bieten sich folgende Möglichkeiten an:

1. Eine Vorsorgevollmacht, die am weitesten reicht;
2. Die Betreuungsverfügung für die Wahl einer Betreuungsperson;
3. Eine Patientinnenverfügung, in der die Art der Behandlung festgelegt ist.

Vorschläge zur Formulierung von Verfügungen oder Vollmachten sind in den Broschüren der Verbraucherzentralen und der Techniker Krankenkasse abgedruckt oder können bei der Deutschen Hospiz Stiftung angefordert werden. Eine Vorlage mit einem Informationsblatt für Frauen, die ihrer Freundin oder Lebensgefährtin eine Vollmacht erteilen wollen, ist beim Frauengesundheitszentrum Hagazussa in Köln erhältlich. Die Adressen finden Sie im Anhang.

II. Die weiblichen Organe

Auf der Energieebene ist die Gebärmutter mit dem tiefen Selbstgefühl von Frauen und ihrer inneren Welt verbunden. Sie ist ein Symbol für ihre Träume und für das Selbst, das sie „gebären" möchten. Sein Gesundheitszustand ist ein Spiegel der tiefen emotionalen Realität und des Selbstvertrauens. Dr. med. Christiane Northrup.

Die inneren weiblichen Organe liegen gut geschützt im knöchernen Beckenraum. Zu ihnen gehören die Vagina (Scheide), die Gebärmutter (Uterus), die Eileiter (Tuben) und Eierstöcke (Ovarien). Zusätzlich geschützt sind die Organe durch einen Bauchfellüberzug, der die Gebärmutter und die Eileiter wie ein glattes und feuchtes Tuch umhüllt, das für eine gute Verschieblichkeit der Bauchorgane untereinander sorgt. Die Vagina verbindet das Körperinnere mit dem Außen. Sie endet zwischen den beiden kleinen Venuslippen hinter der Harnröhrenöffnung. Zu den äußeren weiblichen Organen (Vulva) zählen neben dem Vaginaleingang die kleinen und großen Venuslippen (Schamlippen), die Klitoris und der Venushügel. Der Venushügel liegt über dem Venusbein, einem Beckenknochen, und besteht aus Fettgewebe. In der folgenden Beschreibung werden wir mit unserer Aufmerksamkeit von außen durch die Vagina über den Muttermund und Gebärmutterhals in die Gebärmutter wandern, um von dort im Körperinneren die Eileiter und Eierstöcke zu erkunden.

Die Vagina ist ungefähr zehn Zentimeter lang, variiert jedoch bei jeder Frau in ihrer Größe und Form. Sie besteht aus dehnbarem Muskelgewebe mit einer Bindegewebsschicht und ist nach innen mit einer Haut ausgekleidet. Die Vaginalwände liegen leicht gefältelt aneinander. Die vordere Vaginalwand ist an ihrem oberen Teil mit der Blase verbunden und in ihrem unteren vorderen Bereich fest mit der Harnröhre verwachsen. Döderlein-Bakterien sorgen in der Vagina für ein saures Milieu, das vor Infektionen gegen Bakterien, Pilzen oder Trichonomaden schützt. Da die Vagina damit die Fähigkeit besitzt, sich selbst zu reinigen, sind Spülungen und andere Hygienemaßnahmen nicht nötig, im Gegenteil, sie stören nur das empfindliche Milieu. In das innere Ende der Vagina hinein ragt der Gebärmuttermund. Die Vagina endet hier im sogenannten hinteren Scheidengewölbe, das mit dem Muttermund einen Teil des Gebärmutterhalses umfaßt.

Der Gebärmuttermund (Portio) befindet sich am unteren Ende des Gebärmutterhalses und bildet eine Öffnung der Gebärmutter zur Vagina hin. Der Gebärmutterhals (Zervix) besteht hauptsächlich aus Bindegewebe und hält die Gebärmutter während der Schwangerschaft verschlossen. Im Gebärmutterhals liegen ein sensibles Nervengeflecht und Sekretdrüsen. Bei einer Selbstuntersuchung oder einer gynäkologischen Untersuchung wird mit einem Spekulum die Vagina vorsichtig entfaltet und der äußere Muttermund sichtbar. Von dort wird mit einem Wattestäbchen bei einer gynäkologischen Untersuchung der Zellabstrich entnommen. Der Muttermund ist während der Menstruation und des Eisprungs etwas geöffnet und sieht meist wie eine Kirsche mit einem Grübchen in der Mitte aus. Bei Frauen, die bereits geboren haben, ist immer eine deutliche Öffnung sichtbar. Als innerer Muttermund wird das obere Ende des Gebärmutterhalskanals bezeichnet, der nur während der Menstruation und der Geburt geöffnet ist. Er befindet sich an der Grenze zwischen dem Hals und dem Körper der Gebärmutter und stellt eine wichtige Barriere gegen aufsteigende Infektionen dar. Der Schleim aus den Drüsen des Gebärmutterhalskanals (Zervixschleim) verhindert das Aufsteigen von Keimen und von Spermien. Nur während der Tage um den Eisprung verändert sich die Zusammensetzung des Schleimes, so dass Spermien in die Gebärmutter und von dort in die Eileiter wandern können. Bewegungen der Gebärmuttermuskulatur (Kontraktionen) und der Eileiter ermöglichen zusätzlich den Spermien die Reise zur Eizelle.

Die Gebärmutter entspricht in ihrer Größe ungefähr der Faust der jeweiligen Frau und besteht hauptsächlich aus Muskulatur, die zur Gebärmutterhöhle hin mit Schleimhaut (Endometrium) ausgekleidet ist. Nach außen hin ist sie von einer dünnen und glatten Haut (Serosa) überzogen. Sie wiegt meist nicht mehr als 80 Gramm. Die Form der Gebärmutter ist ungefähr mit der einer kleinen Birne oder Aubergine vergleichbar, wobei der schmälere Anteil dem Gebärmutterhals entspricht, der in die Vagina hineinragt. Die Gebärmutterhöhle ist in Wirklichkeit kein großer Hohlraum, sondern nur ein schmaler Spalt zwischen den mit Schleimhaut ausgekleideten Muskelwänden. Bei einer Ausdehnung der Gebärmutter

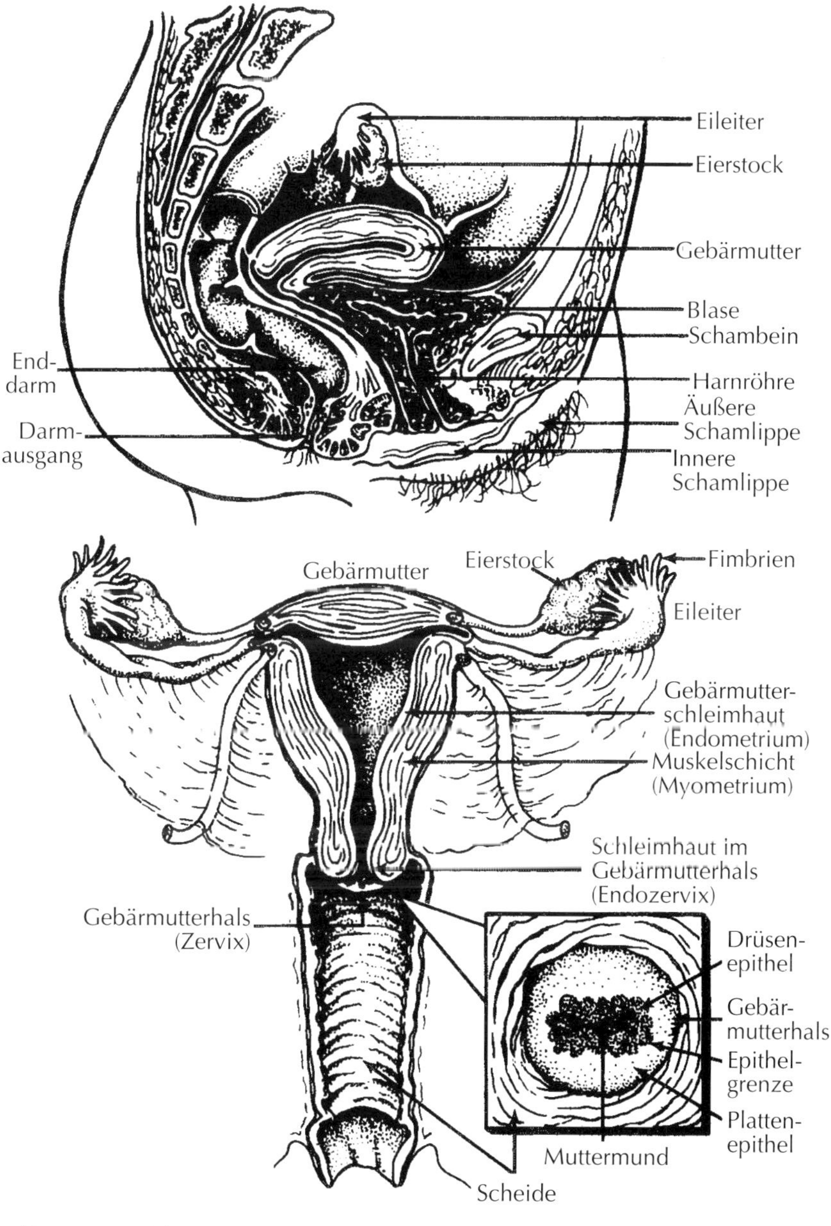

Abb. 1 Die weiblichen Beckenorgane
**Northrup Dr., Christiane – Frauenkörper Frauenweisheit, 1996*

durch eine Schwangerschaft oder aufgrund von Myomen können die übrigen Bauchorgane ausweichen. Die Gebärmutterschleimhaut baut sich unter Hormoneinfluss während der fruchtbaren Jahre einer Frau jeden Zyklus von neuem auf und löst sich mit dem Einsetzen der Menstruation wieder ab. Sie besitzt, wie die Eierstöcke, eine hohe Fähigkeit zur Regeneration. In der Menopause, also nach der letzten Menstruationsblutung, wird die Gebärmutter wieder etwas kleiner und die Schleimhaut bildet sich zurück. Die Gebärmutter kann sich zusammenziehen und ihre Form verändern und reagiert sehr sensibel auf hormonelle und vegetative Reize. Sowohl das Hormonsystem als auch das vegetative Nervensystem sind beeinflussbar durch seelische Stimmungen, Stress, Erinnerungen und innere Bilder. Von der Gebärmutter werden hormonähnliche Stoffe, sogenannte Gewebshormone, gebildet, die einen Einfluss auf die Kontraktionsfähigkeit, Schmerzempfindlichkeit und das seelische Empfinden haben.

Beide Eileiter (Tuben) münden jeweils rechts und links oben in den Gebärmutterkörper ein. Sie sind zirka zehn bis zwölf Zentimeter lang und sehen wie schmale schlauchförmige Gebilde aus, die sich an ihrem äußeren Ende trichterförmig weiten und dort mit fingerförmigen Ausläufern versehen sind (Fimbrientrichter). Damit sind sie nach allen Seiten beweglich und können sich um den Eierstock legen, um die gesprungene Eizelle aufzufangen. Die Eizelle wird dann durch rhythmische Kontraktionen der Eileitermuskulatur zur Gebärmutter innerhalb von vier bis sechs Tagen transportiert. Die Bewegung der Flimmerhärchen im Innern der Eileiter und ein feiner Flüssigkeitsstrom tragen zusätzlich zum Transport der Eizelle bei.

Die beiden Eierstöcke ähneln in Form und Größe einer Mandel und liegen unmittelbar in Nähe der Eileitertrichter. Sie sind sehr beweglich und können dem Eileiter beim Eisprung entgegenkommen oder der größer werdenden Gebärmutter während einer Schwangerschaft ausweichen. Meist sind sie bei einer gynäkologischen Untersuchung nicht tastbar. Die Eierstöcke sind äußerst aktive Organe. Sie beherbergen von Geburt an etwa 400 000 Eizellen, wovon je Zyklus eine von mehreren Eizellen (Primärfollikel) zum sprungreifen oder sogenannten Graafschen Follikel heranreift, der beim Eisprung (Ovulation) das reife Ei freigibt und sich anschließend zum sogenannten Gelbkörper umwandelt. Sowohl der heranreifende Follikel als auch der Gelbkörper produzieren weibliche

Hormone, die wiederum Einfluss auf die Gebärmutterschleimhaut, das Brustgewebe, den Eisprung und andere Körperfunktionen haben. Durch die starke Produktivität der Eierstöcke kann es hin und wieder zur Bildung von Zysten kommen, die sich meist wieder von alleine zurückbilden. Im Laufe der Jahre verändert sich mehr und mehr die Struktur der nicht herangereiften Eizellen. Ihr Gewebe verliert die ursprüngliche Form und die Eierstöcke wandeln sich in ihrer Funktion. Neuere Untersuchungen bestätigen, dass die Eierstöcke außerdem noch weitere Substanzen bilden, die bisher kaum erforscht sind. Mit Blut versorgt werden die Eierstöcke einerseits durch jeweils eine Arterie, die von der Bauchschlagader (Aorta) direkt zu den Eierstöcken führt, und andererseits durch zwei Blutgefäße, die zu beiden Seiten entlang der Gebärmutter über die Eileiter zu den Eierstöcken verlaufen.

Wichtig für die Stabilität der weiblichen Organe ist der sogenannte Beckenboden, der das Becken nach unten hin abschließt. Die mehrschichtige Beckenbodenmuskulatur ist an beiden Sitzhöckern befestigt, umschlingt den Enddarm und die Vagina und wird durch faserige Platten und Bänder verstärkt. Der zwischen Vagina und Darmausgang liegende Teil des Beckenbodens wird als Damm bezeichnet. Im Beckeninneren sind die Organe sowohl untereinander als auch am Beckenrand mit Hilfe von elastischen Bändern befestigt. Die sogenannten Mutterbänder (Ligamente) reichen von der Gebärmutter nach hinten zum Kreuzbein, nach vorne in den Leistenkanal und seitlich zur Beckenwand. Darin verlaufen zum Teil die die Gebärmutter versorgenden Blutgefäße und Nervenbündel. Damit ist die Gebärmutter in der Mitte des kleinen Beckens durch insgesamt sieben Bänder unterschiedlicher Länge und Stärke beweglich verankert. Weitere stützende Bindegewebsfasern verlaufen zum Mastdarm, zwischen Gebärmutterhals und Blase und halten die Vagina zu allen Seiten hin in ihrer Lage. Von den Eierstöcken führt jeweils ein Band zur Gebärmutter und zur Beckenwand. Die Gebärmutter wird außerdem durch die Saugwirkung der luftleeren Bauchhöhle auf die Unterbauchorgane gehalten, wozu die Bauchmuskulatur straff genug sein muss. Überdehnungen der Bänder, eine Ausweitung der Vagina sowie die Erschlaffung des Beckenbodens und der Bauchdecken sind die Hauptgründe für eine Senkung der weiblichen Organe. Dafür verantwortlich sind neben einer Veranlagung für Bindegewebsschwäche Schwangerschaften, Geburten und belastende körperliche Arbeit.

1. Zur Bedeutung der Gebärmutter

Die Energie der Gebärmutter fließt langsamer als die der Eierstöcke. Die biologische Reifungsphase des Foetus beträgt neun Mond-Monate, die des Eis einen Mond-Monat. Man kann sich die Gebärmutter symbolisch oder biologisch als fruchtbaren Boden vorstellen, in dem die kreativen Samen der Eierstöcke mit der Zeit heranreifen (Northrup 1996).

Was die Gebärmutter für die jeweilige Frau bedeutet, ist sehr unterschiedlich. Während manche Frauen sich mit einer – sofern nötigen – Gebärmutterentfernung leicht anfreunden können und den Verlust nicht allzu sehr bedauern, ist es für andere sehr wichtig, für den Erhalt ihrer Gebärmutter nichts unversucht zu lassen. Erfahrungsgemäß haben jedoch die meisten Frauen Bedenken, der Entfernung ihrer Gebärmutter vorbehaltlos zuzustimmen. Sie empfinden die Gebärmutter als einen Teil ihrer selbst, den sie nicht ohne weiteres verlieren möchten. Manche der Frauen stehen darüber hinaus in einem liebevollen Verhältnis zu ihrem weiblichen Organ, das sie sehr schätzen. Sie erfahren es als ihre Mitte, das Zentrum ihrer Weiblichkeit. Selbst diejenigen, die sich bisher weniger stark in Kontakt mit ihrer Gebärmutter befanden, reagieren empört und gekränkt, wenn Ärzte mit abwertenden Worten ihrem weiblichen Organ gegenüber sie zu einer Operation überreden wollen.

Die Gebärmutter wird im medizinischen Sprachgebrauch mit dem lateinischen Wort uterus, früher übersetzt mit *Fruchthalter der Frau*, bezeichnet. Das griechische Wort für Gebärmutter lautet hystera, wovon sich das Wort Hysterektomie (Gebärmutterentfernung) ableitet. Gleichzeitig kommt von hystera der Begriff Hysterie, der einen nicht klar definierten Zustand der Erregung bezeichnet, den die antiken Ärzte Griechenlands auf die im Körper der Frau herumwandernde Gebärmutter zurückführten. Ein solcher Zustand wird heute noch als nur den Frauen zugehörig betrachtet und oft in herabsetzender Weise definiert. Das deutsche Wort Gebärmutter verweist auf zweierlei Funktionen des Organs, zum einen auf die Gebärfähigkeit und zum anderen auf das Muttersein. Aus medizinischer Sicht ist die Gebärmutter nach wie vor nicht mehr als ein *Fruchthalter*, der nach Ausübung seiner Funktion zu einem nutzlosen, potentiell krebsanfälligen Organ degeneriere. Immer wieder erzählen Frauen von ihrer Erfahrung, dass Gynäkologen und Gynäkologinnen ihnen zu einer Hysterektomie geraten hätten mit den Worten: *Stellen Sie sich doch nicht so an, Sie brauchen das Ding doch sowieso nicht mehr!* Oder dass die Ärzte und Ärztinnen mit extrem schockierenden und beängstigenden Vorstellungen argumentierten, zum Beispiel, dass eine Geschwulsterkrankung der Gebärmutter (Myom!) sich wie eine Zeitbombe im Bauch verhalte, die es möglichst schnell zu entfernen gelte.

Weitere Vorstellungen, die aus wissenschaftlicher Sicht den Frauen vermittelt werden, sind, dass dieses zentrale weibliche Organ mit dem Ende der fruchtbaren Jahre übermäßige Blutungen produzieren und sich senken könne und schließlich einem Degenerations- und Schrumpfungsprozess (Atrophie) anheimfalle. Die Entfernung eines solchen wertlosen und noch dazu Probleme bereitenden Organs biete sich also geradezu an, um darüber hinaus die Vorteile einer leichter durchführbaren und risikoärmeren Hormonbehandlung genießen zu können. Eine solche entwertende Sichtweise schadet allen Frauen, auch denjenigen, die aufgrund starker Beschwerden eine Entfernung ihrer Gebärmutter herbeisehnen und diese als Erlösung und Heilung erleben. Ihre Unzufriedenheit damit artikulieren Frauen in den letzten zwanzig bis dreißig Jahren, indem sie über das ärztliche Gespräch hinaus nach Beratung suchen, die ihre persönlichen Fragen, Ängste und Wünsche berücksichtigt, indem sie nach neuen Sichtweisen zu den Wechseljahren verlangen und indem auch viele Frauen auf kreative Weise einen individuellen und selbstbestimmten Kontakt zu ihren weiblichen Organen suchen. Die in der Nachsorge operierter Frauen spezialisierte Gynäkologin Barbara Ehret-Wagener bezieht aufgrund vielfacher Erfahrung zur Bedeutsamkeit der Gebärmutter deutlich Stellung: *Im Grunde genommen haben die Frauen wohl ein tiefes Wissen um den Wert ihrer Gebärmutter. Dieses Wissen ist nur scheinbar verloren gegangen in einer Kultur, in der die Gebärmutter im Wesentlichen als manipulierbares Reproduktionsorgan in Ansehen steht. Erst nach der Hysterektomie merken viele Frauen, dass sie etwas Wesentliches verloren haben* (Ehret-Wagener 1994).

Was bedeutet nun die Gebärmutter tatsächlich? Die Gebärmutter ist ein einzigartiges Organ, zu dem es – im Gegensatz zu den anderen weiblichen Organen – kein Äquivalent bei den männlichen Organen gibt. Sie ist einzigartig in Aussehen und Funktion. Sie bildet sich bereits während der Embryonalzeit heraus und entwickelt sich zu ihrer vollen Form und Größe während der Pubertät. Mit dem Einsetzen der Hormonproduktion in den Eierstöcken beginnt die zyklische Aktivität im Gebärmutterinneren durch den monatlichen Auf- und Abbau der Gebärmutterschleimhaut. Gleichzeitig stellt sie bestimmte Substanzen her, die einen Einfluss auf das vegetative Nervensystem, Schmerzempfinden, Wohl- und Glücksempfinden der Frau haben. Die Gebärmutter befähigt grundsätzlich jede Frau, neues Leben heranwachsen zu lassen und zu gebären und lässt jede Frau auf der körperlichen Ebene mindestens 35 Jahre lang einen Zyklus über Werden und Vergehen erfahren, der sich bei vielen Frauen im Einklang mit dem Zunehmen und Abnehmen der Mondphasen befindet. Darüber hinaus trägt sie unmittelbar zum seelischen Befinden ihrer Besitzerin bei, sie ist mit dem Nervensystem und dem restlichen Hormonsystem verbunden und besitzt Einfluss auf die Eierstöcke und das Herz-Kreislaufsystem. Viele Frauen empfinden ihre Gebärmutter als sexuelles Organ, indem sie deren Kontraktionen beim Orgasmus als lustvoll erleben. Und der Gebärmutterhals ist durch seine Feuchtigkeit spendenden Drüsen und ein sensibles Nervengeflecht unmittelbar am sexuellen Geschehen beteiligt. Die Gynäkologin Barbara Ehret-Wagener bezeichnet die Gebärmutter zudem als Ausdrucksorgan, das sich durch Schmerzen, Blutungen, Ausfluss und Juckreiz zu Wort melden und auf diese Weise von Unzumutbarem, Abneigung, Lust und Unlust, Trauer, Freude und anderen Gefühlen berichten kann. Verliert eine Frau diese – wenn auch unbewusste – Form des Ausdrucks durch eine Operation, so kann es zu Folgebeschwerden und Symptomverschiebungen kommen (Ehret-Wagener 1994).

Die Gebärmutter wird als *unteres Herz* verstanden, das in Beziehung steht zum *oberen Herzen*. Tatsächlich sind beide Organe Hohlmuskeln, die sich rhythmisch kontrahieren (zusammenziehen) können. Auch stehen das zweite, der Gebärmutter zugeordnete Chakra, und das vierte, sogenannte Herzchakra miteinander in Beziehung. Nach der indischen Chakrenlehre werden dem menschlichen Körper sieben Chakren, das heißt Energiezentren, zugeordnet. Jedes der sieben Chakren steht mit einem Körperbereich und bestimmten Organen, Emotionen und Ausdrucksformen in Verbindung. Während sich das erste Chakra im Bereich des Beckenbodens befindet, liegt das zweite Energiezentrum etwas unterhalb das Nabels. Zu ihm gehören das Becken und die Sexualorgane Vulva, Vagina, Gebärmutter und Eierstöcke. Diese Körperregion und das zugehörige Energiezentrum haben viel mit zwischenmenschlichen Beziehungen und Kreativität zu tun. Kann die Energie dort nicht harmonisch fließen, so kommt es zu Problemen, Beschwerden und Erkrankungen an den entsprechenden Körperorganen. Dem vierten Chakra zugehörig ist die Kraft des Herzens, die Selbstliebe und die sich öffnende Liebe, die keine Bedingungen kennt. Befindet sich die Energie im zweiten Chakra im Fluss und ist es einer Frau infolge innerer und äußerer Umstände möglich, sich kreativ zu entfalten und befriedigende Beziehungen zu leben, so kann sich ihr Herz leichter öffnen. Darüber hinaus stehen natürlich alle Chakren miteinander in Beziehung. Das Sexualchakra ist vor allem mit den beiden nächsten, dem ersten, sogenannten Wurzelchakra, zu dem das Geerdet-Sein gehört, und dem dritten Chakra im Bereich des Solarplexus, das viel mit Selbstwert und Selbstbewusstsein zu tun hat, verbunden. Auch noch nach der Entfernung eines Organs bleibt dessen Energie im Körper vorhanden und spürbar. Das Energiezentrum mit seiner entsprechenden Bedeutung für den Organismus besteht weiterhin fort. So konnten Frauen nach einer Gebärmutterentfernung im Rahmen einer Selbstheilungsarbeit, die mit Bildern aus dem Körperinneren arbeitet (Methode Wildwuchs), die Energie ihrer Gebärmutter in Visualisierungen wahrnehmen und sinnlich erfahren (Koppe 2000).

2 Das Zusammenspiel der Hormone

Hormone sind Botenstoffe, die in speziellen Drüsen hergestellt werden. Wenn sie über die Blutbahn die entsprechenden Empfangsorgane erreichen, vermitteln sie dort Informationen und lösen körperliche Prozesse aus. Bereits bei der Geburt enthalten die Eierstöcke eines Mädchens die Anlagen für 300 000 bis 400 000 Eizellen. Zur Zeit der Pubertät beginnt dann eine Hormondrüse im Zwischenhirn – die Hypophyse (Hirnanhangdrüse) – mit der Freisetzung des Follikelstimulierenden Hormons (FSH). Das FSH bewirkt in den Eierstöcken das Heranreifen einer Eizelle. Nach dem Einsetzen der ersten Menstruation (Menarche) dauert es noch zwei bis drei Jahre, bis die Hypophyse in regelmäßig pulsierenden Abständen FSH oder LH (Luteinisierendes Hormon) ausschüttet und damit die Zyklen regelmäßig mit jeweils einem Eisprung erfolgen.

Bis zum Einsetzen der Wechseljahre zeichnet sich der weibliche Zyklus durch zwei markante Phasen aus. Die Phase zwischen Menstruation und Eisprung wird als Follikelreifungsphase bezeichnet. In dieser

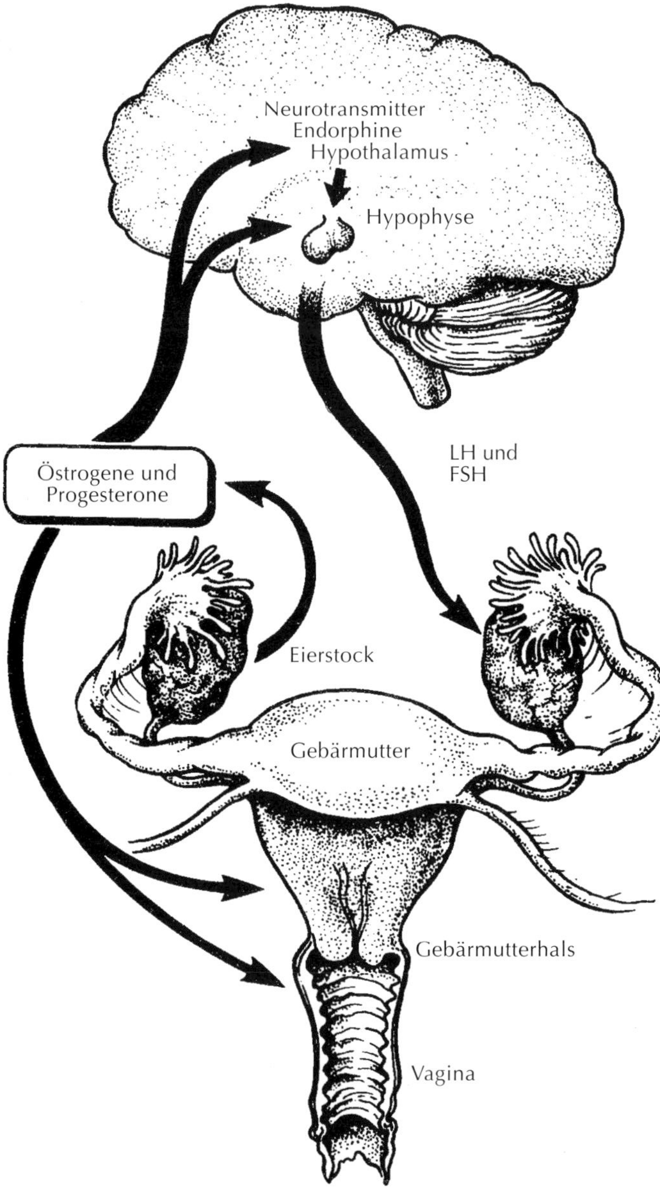

Abb. 2 Die hormonellen Beziehungen zwischen Gehirn und den weiblichen Becken-organen
**Northrup Dr., Christiane, Frauenkörper Frauenweisheit, 1996*

Zeit wachsen unter dem Einfluss des FSH zehn bis zwanzig Follikel (Eibläschen) heran, wobei nur einer davon vollständig reifen wird und die übrigen irgendwann vor dem Eisprung absterben werden. Die wachsenden Follikel bilden in zunehmendem Maße Östrogen, unter dessen Einfluss die Gebärmutterschleimhaut aufgebaut wird. Ein starker Anstieg von FSH und LH in der Mitte des Zyklus führt dann mit dem Höhepunkt des LH-Spiegels zum Eisprung (Ovulation). Dabei springt das reife Ei aus dem Eibläschen und wird vom jeweiligen Fimbrientrichter aufgefangen. Das Ei beginnt nun seine vier- bis fünftägige Reise zur Gebärmutter und stirbt dort ab, sofern es nicht zu einer Vereinigung von Eizelle und Samenzelle gekommen ist.

Ist eine Frau nicht schwanger geworden, so setzt nach dem Eisprung die zweite, sogenannte Lutealphase, bis zum Beginn der Menstruation ein. In dieser Zeit verändert sich der Follikel in seiner Funktion. Aus ihm entsteht der nach seiner gelblichen Färbung so bezeichnete Gelbkörper (Corpus luteum), der am siebten Tag nach dem Eisprung fast die Größe des halben Eierstockes erreicht. Der Gelbkörper bildet nun weniger Östrogen und mehr Progesteron, das sogenannte Gelbkörperhormon. Progesteron bewirkt einen Umbau der Gebärmutterschleimhaut, damit sich eine befruchtete Eizelle einnisten und gut versorgt werden kann. Ist keine Schwangerschaft eingetreten, beginnt zirka sieben Tage nach dem Eisprung der Gelbkörper sich zurückzubilden und die Östrogen- und Progesteronspiegel im Blut sinken entsprechend auf ein Minimum herab. Durch den Hormonentzug stirbt die Schleimhaut ab und löst sich von der Gebärmutter beziehungsweise wird mit Hilfe von Kontraktionen abgestoßen, wodurch die Menstruationsblutung einsetzt. Liegt der Östrogenspiegel unter einem bestimmtem Niveau, beginnt die Hypophyse wieder vermehrt FSH auszuschütten. Dies wird als Beginn eines neuen Zyklus betrachtet, wobei in einem Zyklus, einem kreisförmigen Geschehen also, nur willkürlich ein Anfang und ein Ende vorausgesetzt werden kann.

Die einzelnen hormonerzeugenden Organe stehen also in ständiger Wechselwirkung zueinander. In den medizinischen Lehrbüchern wird von einem Regelkreissystem gesprochen. In Wirklichkeit geht das Zusammenspiel der Hormone jedoch weit darüber hinaus. Vom Hypothalamus, einem Zentrum im Gehirn, das eine Verbindung des Zentralnervensystems mit dem Hormonsystem darstellt, werden Releasing-Hormone (Freisetzungshormone) oder Release-inhibiting-Hormone (Hemmhormone) entsandt, die die Hormonausschüttung in der Hypophyse anregen oder hemmen. Liegt im Blut eine bestimmte Konzentration an Östrogen vor, so reagiert der Hypothalamus auf dieses Signal mit der Ausschüttung des LH-Releasing-Hormons, das wiederum die Hypophyse veranlasst, die Bildung von FSH zu senken und LH auszusenden. Fällt dagegen der Östrogenspiegel unter ein bestimmtes Niveau, gibt der Hypothalamus FSH-Releasing-Hormon ab, das die Hypophyse veranlasst, FSH auszuschütten. Die Hypophyse stellt noch weitere Hormone her und beeinflusst außerdem die Hormonproduktion der Schilddrüse und der Nebenniere. Und der Hypothalamus koordiniert körperliche Funktionen wie Essen, Trinken, Kreislauf, Körpertemperatur und Sexualität. Er ist dem Thalamus untergeordnet, einem Zentrum im Gehirn, das mit der Seh- und Riechfunktion und dem Schmerz-, Temperatur- und Berührungsempfinden sowie dessen Weiterleitung an das Großhirn zu tun hat. Dies bedeutet, dass der weibliche Zyklus mit weitaus mehr verbunden ist und sehr sensibel durch andere körperliche Prozesse, Gedanken und Gefühle beeinflusst werden kann.

Wie die Pubertät, markieren die Wechseljahre eine Phase der hormonellen Umstimmung und des Neubeginns. Nach wie vor sind jedoch die genauen Vorgänge am Ende der fortpflanzungsfähigen Zeit einer Frau nicht genügend erforscht. Unter den Wechseljahren (Klimakterium) wird ein sechs- bis zehnjähriger Zeitraum des hormonellen Wandels verstanden, der mit dem Eintritt der Menopause, also der allerletzten Blutung, endet. Ähnlich wie bei der Pubertät kann die Zeit des Wechsels von starken Hormonschwankungen gekennzeichnet sein. Die Hormonschwankungen führen bei den einzelnen Frauen zu recht unterschiedlichen klimakterischen Verläufen. Zirka ein Drittel der Frauen reagiert mit leichten Befindlichkeitsstörungen, ein Drittel mit starken Beschwerden und ein Drittel aller Frauen fühlt sich mit der hormonellen Umstellung wohl.

Im Grunde genommen wandeln die Eierstöcke während der Wechseljahre ihre Funktion. Aus follikelreichen Organen mit hoher Produktion von Östrogen und Progesteron entstehen nun bindegewebsreiche Organe, die Östrogen und Androgene produzieren. In der Postmenopause (Zeit nach der letzten Blutung) reagieren die Eierstöcke weiterhin auf die Hormone der Hypophyse (Hirnanhangdrüse), also auf die sehr hohen FSH- und LH-Spiegel im Blut, mit einer gesteigerten Testosteronproduktion (männliches Hormon) und einer immer weiter absinkenden Herstellung von Östrogenen und dem Östrogenvorläufer Androstendion. Mit Hilfe des Enzyms Aromatase wird dann im Muskel- und Fettgewebe der Großteil des Testosterons und Androstendions in ein Östrogen umgewandelt. Aus den ehemaligen Fortpflanzungsorganen entstehen demnach Organe, die nunmehr eine Funktion innerhalb des Stoffwechsels erfüllen.

Auch nach der Menopause schüttet die Hypophyse weiterhin große Mengen der Hormone FSH und LH aus. Hormonelle Signale der Eierstöcke, die eine Drosselung der FSH- und LH-Produktion bewirken, fehlen jetzt völlig. Trotzdem ist noch nicht erforscht, warum über viele Jahre die Konzentration an FSH und LH im Blut so hoch bleibt. Während zur Zeit der Menstruationszyklen jede Frau von starken monatlichen Hormonschwankungen und FSH- und LH-Gipfelwerten kurz vor dem Eisprung betroffen ist, handelt es sich nach der Menopause um konstant hohe FSH- und LH-Werte in ihrem Blut. Die amerikanische Gynäkologin Christiane Northrup interpretiert dies in Anlehnung an Farida Shaw als einen Gleichstrom an weiblicher Weisheit im Gegensatz zum vorherigen Zu- und Abnehmen weiblicher Energie (Northrup 1994). Und die Brust-

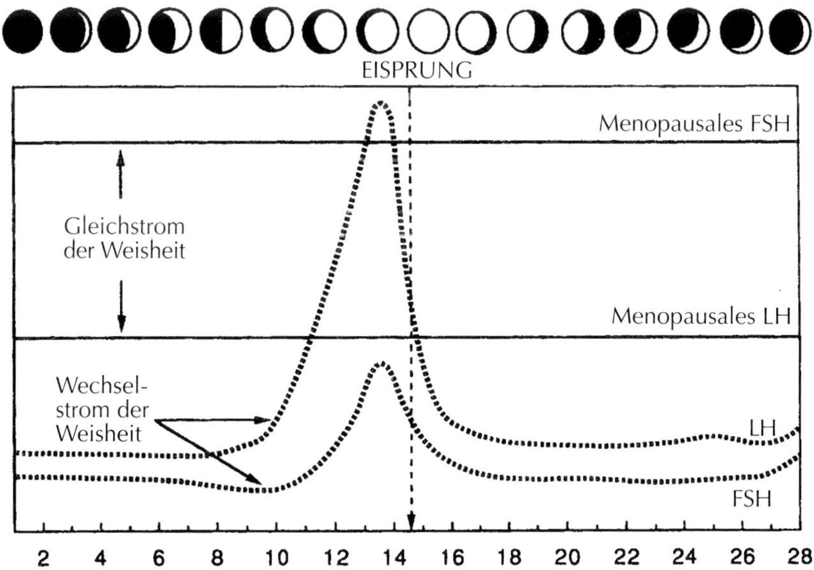

Abb. 3 Der Strom der Weisheit
**Northrup Dr., Christiane, Frauenkörper Frauenweisheit, 1996*

krebsspezialistin Susan Love spricht im Gegensatz zur herkömmlichen Vorstellung eines Östrogenmangels nach der Menopause von einer Befreiung vom Östrogenüberschuss davor. Sie entwickelt die gegenwärtige Denkmuster sprengende Vorstellung, dass nach dem Diktat der fruchtbaren Jahre, *wenn unsere biologische Pflicht erfüllt ist,* die Möglichkeit für Frauen besteht, sich selbst zu sein (Love 1997). Die Wechseljahre können demnach als Wendepunkt im Leben einer Frau betrachtet werden, in denen neben den körperlichen Veränderungen neue Aufgaben und Potentiale zur Verwirklichung drängen.

Insgesamt ist das Hormonsystem überaus fein abgestimmt und reagiert sehr sensibel auf äußerliche und innerliche Veränderungen. Die weiblichen Organe sind in den gesamten Organismus eingebunden und kommunizieren und interagieren mit allen anderen Organbereichen. Für die individuelle Einstellung einer Frau zu ihren weiblichen Organen und hormonellen Zyklen sind neben der persönlichen Geschichte vor allem die kulturelle Überlieferung und gesellschaftliche Bewertung von Frausein und Weiblichkeit bedeutsam. Werden Frauen sich darüber bewusst, können sie ihre Körperwahrnehmungen und eigenen Erfahrungen leichter integrieren und in neuer Weise deuten.

III. Kleinere Operationen zur Diagnostik und Therapie

Diese Operationsmethoden dienen vor allem der genaueren Untersuchung von körperlichen Erscheinungen oder Beschwerden, bei denen Untersuchungstechniken wie Tastuntersuchung, Ultraschall und Abstrichentnahme nicht genügend Klarheit schaffen. Dazu zählen die Ausschabung (Abrasio), Gebärmutterhalsspiegelung (Kolposkopie), Konisation und die Gebärmutterspiegelung (diagnostische Hysteroskopie). Es handelt sich dabei um weniger stark eingreifende Operationen, die ohne Bauchschnitt über die Vagina ausgeführt werden und ambulant möglich sind. Jede dieser Operationsmethoden kann darüber hinaus therapeutisch, das heißt zur Behandlung von Krankheitserscheinungen, eingesetzt werden.

1. Ausschabung (Abrasio, Kürettage)

In Deutschland ist jede zweite Frau im Laufe ihres Lebens mindestens einmal von einer Ausschabung betroffen. Sie dient der genauen Untersuchung der Gebärmutterschleimhaut und wird bei Blutungsstörungen, bei Veränderungen der Gebärmutterschleimhaut und nach Fehlgeburten durchgeführt.

Sehr starke oder übermäßig lange Blutungen unklarer Ursache sollten abgeklärt werden, wenn sie nach den Wechseljahren auftreten und wenn sie nicht eindeutig hormonell bedingt sind. Bei jungen Frauen bis zu einem Alter von dreißig Jahren kommt Gebärmutterkörperkrebs praktisch nicht vor, daher sind Ausschabungen in diesem Alter nur selten nötig.

Ausschabungen werden häufig nach einer Fehlgeburt (Abort) vorgenommen, um sicherzustellen, dass keine Schwangerschaftsreste in der Gebärmutterhöhle verbleiben, da diese zu chronischen Blutungen und Entzündungen führen und damit eine erneute Schwangerschaft verhindern können.

Die operative Methode

Die Operation dauert nur zehn bis zwanzig Minuten und wird in kurzer Vollnarkose oder bei lokaler Betäubung meist ambulant in Kliniken oder Praxen durchgeführt. In der Regel genügen nur wenige Tage zur Genesung.

Zuerst wird die Vagina desinfiziert und in Narkose nochmals untersucht. Anschließend wird eine Sonde zur genauen Bestimmung der Lage und Länge der Gebärmutter in den Gebärmutterhalskanal eingeführt. Dieser wird dann mit den sogenannten Hegar-Stiften (Metallstifte mit zunehmendem Durchmesser) langsam erweitert, um die Kürette, ein scharfes Löffelinstrument, einführen zu können. Mit Hilfe dieses Instrumentes wird die obere Schleimhautschicht vorsichtig entfernt und anschließend histologisch, das heißt in ihrer Gewebestruktur, untersucht.

Unter einer fraktionierten Kürettage wird die getrennte Gewinnung und Untersuchung der Schleimhaut aus dem Gebärmutterhals einerseits und aus dem Gebärmutterkörper andererseits verstanden. Diese Methode dient der Klärung, an welchem Ort genau Krebszellen vorhanden sind, also ob ein eventuell vorhandenes Korpuskarzinom (Krebs des Gebärmutterkörpers) bereits auf den Gebärmutterhals (die Zervix) übergegriffen hat oder ob es sich um ein auf den Gebärmutterhals beschränktes Zervixkarzinom (Krebs des Gebärmutterhalses) handelt.

Bei einem Schwangerschaftsabbruch (Abruptio) wird an Stelle des scharfen Instrumentes ein stumpfer Löffel oder eine Saugvorrichtung (Saugkürette) eingesetzt, um das Gewebe abzutragen. Während einer Schwangerschaft wird die Gebärmutterwand aufgelockert und stark durchblutet. Durch die größere Verletzbarkeit ist es daher notwendig, bei einem Schwangerschaftsabbruch besonders vorsichtig vorzugehen.

Mögliche Komplikationen und Folgen

Selten sind Nachblutungen oder Infektionen. Eine Gefahr besteht im Durchstoßen (Ruptur) der Gebärmutterwand durch die Sonde oder Kürette. Die Wunde verheilt zwar häufig wieder von selbst, allerdings muss die betroffene Frau 48 Stunden lang in der Klinik unter Beobachtung bleiben. Unter Umständen kann eine Bauchspiegelung nötig sein und in seltenen Fällen muss die Wunde sofort über einen Bauchschnitt genäht und versorgt werden.

Nachteile

Häufig durchgeführte oder schlecht verlaufene Ausschabungen führen zu Verwachsungen in der Gebärmutterhöhle und eine befruchtete Eizelle kann sich unter Umständen schlechter einnisten. Übermäßig starke Blutungen können nicht langfristig gestoppt werden, da nur die oberste

Schicht der Gebärmutterschleimhaut entfernt wird, die sich nach einigen Zyklen wieder voll aufbaut. Eine dauerhafte Therapie starker oder übermäßig langer Blutungen bietet diese Methode daher nicht.

Vorteile

Mit einer relativ kleinen und wenig belastenden Operation kann das Gebärmutterschleimhautgewebe genau untersucht werden. Im Anschluss besteht Sicherheit im Hinblick auf Krebsverdacht. Bei sehr starken Blutungen können diese erst einmal gestoppt werden. Erleichterung entsteht, da die folgenden Menstruationsblutungen zumindest vorübergehend schwächer ausfallen.

2. Kolposkopie (Gebärmuttermundspiegelung)

Mit einem Vergrößerungsspiegel kann der Gebärmuttermund (Portio) genauer betrachtet werden. Die Kolposkopie dient der Untersuchung von Zellveränderungen (Dysplasien), dem Nachweis bestimmter Viren und der Gewebeentnahme (Biopsie) am Gebärmuttermund. Diese Lupenbetrachtung der Portio kann zwischen Abstrichuntersuchung und eventuell nötiger Konisation (Operation bei Zellveränderungen am Muttermund) der genaueren Klärung dienen.

Die diagnostische Methode

Die Untersuchung mit dem Kolposkop kann insgesamt zehn bis fünfzehn Minuten dauern. Eine ambulante Behandlung bei Lokalanästhesie (örtlicher Betäubung) dauert dann bis zu einer halben Stunde. Nach einer Ruhezeit kann die Frau nach Hause gehen und zur Nachbehandlung werden eine antiseptische Salbe oder Antibiotika verordnet.

Meistens findet diese Untersuchung ambulant in der gynäkologischen Abteilung einer Klinik statt oder in einer entsprechend ausgestatteten Praxis eines niedergelassenen Gynäkologen oder Gynäkologin. Im Anschluss an die gynäkologische Tastuntersuchung wird die Vagina mit Hilfe eines Spekulums entfaltet und der Muttermund durch ein auf einem Ständer angebrachtes Mikroskop mit einer bis zu 40fachen Vergrößerung betrachtet. Geachtet wird dabei auf die Oberflächenbeschaffenheit und alle möglichen Gewebeveränderungen. Zellveränderungen werden mittels einer Kontrastaufnahme der Zervix untersucht, nachdem verdünnte Essigsäure oder eine Jodlösung auf das Gewebe aufgetragen wurde, da dadurch die von Zellveränderungen betroffenen Bereiche gefärbt und erkennbar werden. Wenn Essig auf Gewebe trifft, in dem sich HP-Viren (Humane-Papilloma-Viren) befinden, färbt es sich oft weiß und durch eine Biopsie (Gewebeentnahme) können dann die Viren nachgewiesen werden. Das Auftragen der Lösung kann etwas brennen. Oft wird eine kleine Gewebeprobe (Biopsie) entnommen, um diese anschließend im Labor unter dem Mikroskop zu untersuchen. Erst durch eine Laboruntersuchung ist eine genaue Aussage über die Zellbeschaffenheit möglich. Die Biopsie kann schmerzhaft sein.

Mögliche Komplikationen und Folgen
Die Gewebeentnahme kann zu leichten Blutungen führen. Sehr selten treten heftige Blutungen auf, die untersucht werden sollten. Manche Frauen fühlen sich anschließend wund und die gesamte Untersuchung ist für sie sehr unangenehm, während andere nichts spüren oder erleichtert sind. Sinnvoll ist es, nicht unmittelbar nach einer Untersuchung mit Gewebeentnahme, Fahrrad zu fahren und andere entsprechend belastende Dinge zu tun.

Die operative Methode

Genitalwarzen werden mittels Kauterisation (mit Brenn- oder Ätzmitteln) mit Hilfe von Laserstrahlen oder elektrochirurgischen Geräten unter örtlicher Betäubung, seltener in Vollnarkose, weggebrannt. Bei der sogenannten Elektroresektion werden unter Verwendung einer elektrischen Schlinge Warzen und das befallene Gewebe sowie Zervix-Dysplasien entfernt. Zur Behandlung der veränderten Zellen kommen die folgenden Methoden zur Anwendung: Mit einem Lasergerät, das einen gebündelten Lichtstrahl entsendet, können die Zellen verkocht werden. Bei der Elektrokoagulation werden mit Hochfrequenzströmen die veränderten Zellen zerstört, was meist unter Vollnarkose geschieht. Zur Nachbehandlung werden eine antiseptische Salbe oder Antibiotika verschrieben.

Mögliche Komplikationen und Folgen
Bei allen Frauen treten ein paar Tage lang Blutungen und Ausfluss auf. Wegen der Infektionsgefahr sollte mindestens zwei Wochen, beziehungs-

weise solange noch Blutungen auftreten und die Wunde nicht verheilt ist, auf Geschlechtsverkehr verzichtet und statt Tampons Binden benutzt werden. Im allgemeinen heilen die Wunden gut und die Operationsmethode beeinträchtigt weder die Fähigkeit Kinder zu gebären noch die Sexualität. Da es sich um eine operative Behandlung und eine innere Wunde handelt, sollte danach Zeit zur Ruhe und Erholung sein und starke körperliche Beanspruchung während der Heilungsphase vermieden werden.

Manche Frauen empfinden die Behandlung als unangenehm und schmerzhaft, andere als relativ harmlos oder fühlen sich von der Dysplasie und der Angst vor Krebs endlich befreit und geheilt. Nachwirkungen können Erschöpfung und Traurigkeit sein.

Nachteile
Die mit dem Laser verkochten Zellen können im Anschluss nicht genauer untersucht werden und die Behandlung schützt nicht vor erneutem Auftreten von Warzen und Zellveränderungen. Genitalwarzen sind auch auf nicht operativem Wege behandelbar.

Vorteile
Durch die operative Entfernung veränderter Zellen ist eine dauerhafte Heilung von Dysplasien möglich. Die Operationsmethode ist weniger stark eingreifend und damit weniger belastend.

3. Konisation (Kegelförmige Entfernung am Muttermund)

Die Konisation – das Herausschneiden eines kegelförmigen Gewebestückes aus dem Gebärmuttermund – dient gleichzeitig der Untersuchung sowie der Behandlung von Zellveränderungen am Gebärmutterhals. Sie wird grundsätzlich in Kombination mit einer Ausschabung des Gebärmutterhalses und gegebenenfalls der Gebärmutterhöhle durchgeführt, um keine höher gelegenen Veränderungen zu übersehen. Zur Konisation wird bei erhöhten PAP-Werten ab *IIId* geraten.

Die Ergebnisse der Zelluntersuchungen bei den Abstrichkontrollen zur Krebsvorsorge werden in ein System von PAP I bis PAP V unterteilt, wobei PAP I und II gesunde Zellen und PAP V Krebszellen bedeuten. Unterschiedlich interpretiert werden die Stufen III und IV, die weniger oder stärker veränderte Zellen (Dysplasien) anzeigen. PAP III- oder IIId- Ergebnisse werden von einigen Ärzten und Ärztinnen eine Weile beobachtet und antientzündlich oder mit östrogenhaltigen Salben behandelt, während andere die betroffenen Frauen sofort zur Operation überweisen. Mehrfach sich wiederholende Befunde von PAP III oder IIId, sowie PAP IVa und IVb werden als hochgradig verdächtig und als Krebsvorstufen angesehen, die sich unweigerlich zu Krebs weiterentwickeln würden, sofern sie nicht operativ entfernt werden. PAP IVa wird häufig als Carcinoma in situ bezeichnet, was dazu führt, dass betroffene Frauen meinen, sie hätten bereits Krebs. Tatsache ist, dass es sich dabei um – auf die Schleimhaut begrenzte – stark veränderte Zellen handelt.

- Lassen Sie sich die Diagnose vor eingreifenden Behandlungsschritten durch einen anderen Arzt und ein zweites Labor bestätigen, da den Labors Fehler und Verwechslungen unterlaufen können! Außerdem handelt es sich bei den PAP-Stufen um ein künstliches System, nach dem die Zellen je nach Meinung des oder der Untersuchenden mal in der einen, mal der nächsten Stufe zugeordnet werden.
- Eine Dysplasie bedeutet, dass sich veränderte Zellen nur auf der Schleimhautoberfläche oder bei einer schweren Dysplasie in der gesamten Schleimhautschicht befinden! Auch wenn sie als Carcinoma in situ bezeichnet wird, handelt es sich (noch) nicht um invasives Wachstum, also nicht um eine Krebserkrankung. Erst wenn sich die veränderten Zellen auf das darunterliegende Zervixgewebe ausgebreitet haben, wird von einem invasiven Karzinom gesprochen!
- Eine Dysplasie ist nicht unwiderruflich die Vorstufe zu einer Krebserkrankung! Zellveränderungen der Stufe IIId und IVa werden zwar als solche definiert, sind aber erfahrungsgemäß wieder fähig, sich zurückzubilden, oder bleiben über viele Jahre im selben Stadium bestehen. Werden sie nicht behandelt, können sie sich jedoch weiter ausbreiten und zu Krebszellen entwickeln, allerdings meist erst nach langer Zeit!

Der PAP-Abstrich

Durch den sogenannten Krebsabstrich werden Gebärmutterhalskrebs und Zellveränderungen am Gebärmutterhals mit großer Sicherheit rechtzeitig erkannt. Gebärmutterkörperkrebs kann dagegen nur durch eine Ausschabung diagnostiziert werden. Mit einem Watteträger oder Spatel werden von der Schleimhaut des Muttermundes und des Gebärmutterhalses Zellen abgestrichen und auf einem Objektträger mit Flüssigkeit fixiert. In speziellen Labors untersuchen Pathologen und Pathologinnen die Zellen dann unter dem Mikroskop. Diese werden je nach Befund in die Gruppen I bis V eingeteilt und nach dem Pathologen Papanicolaou, der sie als erster beschrieben hat, benannt:

Pap I	Gesunde Zellen, oft nur bei jungen Frauen vorkommend.
Pap II	Gesunde Zellen, auch mit leicht entzündlichen Zellen, die aber nur ein Drittel der Zellen an der Zervixoberfläche betreffen.
Pap III	Veränderte Zellen, entzündlich bedingt oder unklarer Ursache.
Pap IIId	Leichte bis mäßige Dysplasie, zwei Drittel der Zellen der Zervixoberfläche sind betroffen, oft entzündlich bedingt. In vielen Fällen sind die Zellen rückbildungsfähig. Sollte zirka alle sechs Monate kontrolliert werden.
Pap IVa	Schwerere Dysplasie, die Veränderungen betreffen fast die gesamte Oberfläche. Auch bei dieser Stufe kann es vorkommen, dass die Zellveränderungen entzündlich bedingt sind. Es handelt sich nicht um Krebs, da die veränderten Zellen auf das Schleimhautgewebe beschränkt bleiben. Dieser Befund gilt als Vorstufe zu Krebs, obwohl er sich wieder zurückbilden kann. Eine Behandlung und vor allem die Stärkung des Immunsystems sind erforderlich. Vonseiten der Schulmedizin wird grundsätzlich zur Konisation geraten.
Pap IVb	Schwere Dysplasie, alle Zellen sind betroffen, Verdacht auf invasives Wachstum. Eine Behandlung und genauere Abklärung sind wichtig, aber auch hier besteht noch genügend Zeit zur Information.

Pap V Krebszellen, der Befund muss durch eine Gewebeentnahme bestätigt werden. Wahrscheinlich liegt Gebärmutterhalskrebs, manchmal auch Gebärmutterkörperkrebs vor. Eine Operation richtet sich nach dem Ausmaß des Krebses ▶▶Operationen bei Krebserkrankungen◀◀.

Die diagnostische und operative Methode

Die Konisation wird meist in einer Klinik oder ambulant in kurzer Vollnarkose durchgeführt. Der stationäre Aufenthalt beträgt drei bis sieben Tage. Wichtig ist, nach der Operation – ob ambulant oder stationär – lange genug krank geschrieben zu sein, damit die Wunde gut verheilen kann und genügend Zeit zur Erholung nach einer Vollnarkose besteht. Eine stationäre Behandlung kann daher weniger belastend sein als eine ambulante, da die Patientinnen in der Klinik gepflegt werden und dort genügend Zeit zum Ruhen haben.

Bei der Konisation wird mit dem Messer, Laser oder einer elektrischen Schlinge – je nach Schulung oder Vorliebe des Operateurs oder der Operateurin – ein kegelförmiges Gewebestück (Konus) aus dem Gebärmuttermund herausgeschnitten. Dieses Gewebestück wird anschließend histologisch, das heißt feingeweblich, untersucht, um sicherzustellen, dass die Dysplasie nicht über die Schnittstellen hinausgeht und dass keine Krebszellen vorliegen. Wenn an den Schnittstellen veränderte Zellen auftreten, kann nachkonisiert werden. In einer weiteren Operation wird dann in der Zervix entlang der Kegelränder nachgeschnitten und das entfernte Gewebe wird erneut untersucht. Erst wenn an den Kegelrändern nur gesunde Zellen erscheinen, gilt die Frau als von der Dysplasie geheilt. Damit dient diese Methode zugleich der Diagnose und der Therapie.

Anschließend wird die Zervix kauterisiert, das heißt verödet, um Blutungen zu stoppen und eine antiseptische Salbe wird aufgetragen, um Infektionen vorzubeugen. Die Wunde wird dann mit resorbierbaren (selbstauflösenden) Fäden verschlossen und die Vagina mit salbengetränktem Verbandmull tamponiert.

Mögliche Komplikationen und Nachwirkungen

Die ersten vierundzwanzig Stunden nach der Operation sollte möglichst wenig aufgestanden werden. Manchmal muss ein Blasenkatheter gelegt werden, damit Wasser gelassen werden kann. Oft treten unmittelbar nach der Operation Nachblutungen auf, selten erst nach acht bis zehn Tagen, wenn der Wundschorf abgestoßen wird. Es können schwere und länger andauernde Blutungen und Ausfluss auftreten, so dass körperliche Schonung wichtig ist. Um Reizungen, Blutungen und der Infektionsgefahr vorzubeugen, sollte sechs Wochen lang kein Geschlechtsverkehr stattfinden. Manche Frauen leiden unter den Nachwirkungen der Antibiotikatherapie und allgemein – auch bei ambulanter Therapie – unter Erschöpfung.

Nachteile

Durch das herausgeschnittene Gewebestück kann es zu einer Schwächung des Gebärmutterhalses (Zervixinsuffizienz) kommen, so dass bei einer Schwangerschaft leichter und vorzeitig Wehen und bei der Geburt nach Eröffnung des Muttermundes unbedeutende Wehen entstehen können. Zur Unterstützung des Muttermundes muss dann während der Schwangerschaft der Muttermund mit einer Kreisnaht (Cerclage) umschlungen werden. Selten kann sich die Zervix nach der Operation verschließen, die dann in einer weiteren Operation wieder geöffnet werden muss. Daher raten manche Ärztinnen und Ärzte den Frauen, die noch Kinder bekommen wollen, vorerst von dieser Operation ab. Einige Frauen bemerken in der Folge eine Beeinträchtigung ihrer sexuellen Empfindungsfähigkeit. Für viele Frauen bedeutet *dieser kleine operative Eingriff* einen Einschnitt in ihre Mitte und ist mit Angst verbunden. Sie können Wut und Trauer empfinden und brauchen Erholung und Zeit zum Heilen.

Vorteile

Mit der weiterführenden Untersuchung des Gewebestückes besteht Sicherheit, ob alle Zellveränderungen entfernt worden sind und welchem Stadium diese entsprechen.

4. Hysteroskopie (Gebärmutterspiegelung)

Bei der Hysteroskopie handelt es sich um eine endoskopische (innere Körperräume sichtbar machende) Methode zur Untersuchung der Gebärmutterhöhle und ihrer Schleimhaut. Wenn sie ausschließlich der Untersuchung und Gewebeentnahme dient, wird sie als diagnostische

Hysteroskopie bezeichnet. In den letzten Jahren hat sie an Bedeutung zugenommen und wird zunehmend als Operationshysteroskopie therapeutisch eingesetzt. Während sie in vielen europäischen Ländern als Routineeingriff gehandhabt wird, ist sie in Deutschland bisher nur in wenigen Abteilungen etabliert. Hysteroskopien könnten nach Meinung des Gynäkologen Kleine-Gunk Eingriffe wie Ausschabungen reduzieren und in Kombination deren Aussagekraft erheblich steigern sowie die Anzahl der organerhaltenden Operationen im Verhältnis zu Gebärmutterentfernungen stark erhöhen: *Durch den konsequenten Einsatz der operativen Hysteroskopie lässt sich somit in vielen Fällen ein wesentlich weitergehender Eingriff per Bauchschnitt vermeiden und die Gebärmutter als Organ erhalten* (Kleine-Gunk 1997).

Die diagnostische Hysteroskopie dient der
- Untersuchung von Blutungsstörungen durch Polypen oder Myome
- Abklärung einer Sterilität (die Unfähigkeit, schwanger zu werden) oder Infertilität (die Unfähigkeit, eine Schwangerschaft auszutragen)
- Gewebeentnahme (Biopsie) bei Verdacht auf Krebs

Die Hysteroskopie wird therapeutisch eingesetzt zur
- Abtragung von Polypen
- Entfernung (Ausschälung) von Myomen
- Durchtrennung von Scheidewänden (Septen) in der Gebärmutterhöhle
- Verödung oder Abtragung der Schleimhaut zur Reduzierung oder Verhinderung übermäßig starker Blutungen während der Menstruation
- Behandlung von Verwachsungen und Verklebungen der Gebärmutterwände

Diese Operationsmethode eignet sich für sogenannte high-risk-Patientinnen, das heißt für Frauen, die auf Grund anderer Erkrankungen (Thromboseneigung, Herzerkrankungen oder -infarkt, Schlaganfall) eine größere Operation nicht verkraften würden.

Die diagnostische Methode

Die Hysteroskopie wird als Untersuchungsmethode meistens bei örtlicher Betäubung ambulant in Kliniken oder entsprechend ausgestatteten

Praxen durchgeführt. Nach einer diagnostischen Hysteroskopie kann die Frau nach Hause gehen und ist in der Regel wieder schnell erholt.

Ein nur wenige Millimeter dickes optisches Instrument wird durch die Vagina und den Gebärmutterhals in die Gebärmutterhöhle eingeführt. Da die dazu nötige Erweiterung des Gebärmutterhalskanals schmerzhaft ist, wird vorher örtlich betäubt. Das Hysteroskop ist mit einer Kameraoptik, einer Lichtquelle und einem Arbeitskanal versehen. Mit Hilfe von Gas (Kohlendioxid) oder Flüssigkeit (Kochsalzlösung) wird die Gebärmutterhöhle entfaltet, so dass ihr Inneres sichtbar werden kann. Strukturen der Gebärmutterhöhle sowie die Eileiterabgänge können betrachtet und Gewebeproben (hysteroskopische Biopsie) an verdächtigen Stellen der Gebärmutterschleimhaut entnommen werden. Spezialisierte Pathologen oder Pathologinnen untersuchen das entnommene Gewebe im Hinblick auf seinen Entwicklungsstand entsprechend des Zyklustages.

Eine hysteroskopische Untersuchung dauert in der Regel zehn bis zwanzig Minuten und ist nicht schmerzhaft. Sie stellt ein Bindeglied in der Diagnose zwischen dem vaginalen Ultraschall und einer Ausschabung dar. Durch gezielte Gewebeproben sind direkte Aussagen über die Gewebebeschaffenheit und Veränderungen möglich. Wird eine Kürettage (Ausschabung) mit der Gebärmutterspiegelung kombiniert, können Krebstumoren mit absoluter Sicherheit erkannt oder ausgeschlossen werden.

Bei der operativen Gebärmutterspiegelung können mit feinen Instrumenten, die durch einen zusätzlichen Arbeitskanal eingeführt werden, operative Behandlungen durchgeführt werden. Diese Operation wird ausführlich im Kapitel *Organerhaltende Operationen bei Myomen und Blutungsstörungen* beschrieben.

IV. Bauchspiegelung (Laparoskopie, Pelviskopie)

Bereits zu Beginn des 20.Jahrhunderts entwickelte sich die Laparoskopie innerhalb nur weniger Jahre zur Routinemethode innerhalb der Diagnostik und wurde Anfang der vierziger Jahre erstmals in der Gynäkologie angewandt. Es sollte jedoch noch über vier Jahrzehnte gegen die Widerstände vieler operierender Gynäkologen und Gynäkologinnen dauern, bis sich die Bauchspiegelung als *sanftere* Operationsmethode unter Vermeidung eines Bauchschnittes durchsetzen konnte. Heute gilt sie als Standardmethode zur Diagnose und Therapie verschiedenster gynäkologischer Erkrankungen und hat im Laufe der Jahre vor allem als Diagnosemethode bei unklaren Unterbauchbeschwerden stark zugenommen. In 80 Prozent aller Fälle, für die früher ein Bauchschnitt nötig gewesen war, wird heute per Bauchspiegelung operiert. Sie gehört zu den endoskopischen (Endoskopie ist die Sichtbarmachung von inneren Körperstrukturen) Operationsverfahren und wird heute als Minimal Invasive Chirurgie (wenig eingreifende Operationsmethode) bezeichnet.

Mit Hilfe dieser Operationstechnik kann das Bauchfell des kleinen Beckens mit dem Bauchfellüberzug von Gebärmutter, Eileitern, Blase und Enddarm, sowie die Oberfläche der Eierstöcke betrachtet werden. Die Bauchspiegelung ist geeignet zur Diagnose und Klärung von chronischen Unterleibsschmerzen, akuten Unterbaucherkrankungen, zur genauen Diagnose bei Geschwulsten, bei Verdacht auf Endometriose, zur Klärung der Ursachen bei Sterilität und zur Prüfung der Eileiterdurchgängigkeit bei unerfülltem Kinderwunsch.

Gleichzeitig wird diese Methode operativ behandelnd eingesetzt. Zysten und Myome können entfernt, Abszesse und Endometrioseherde behandelt und Verwachsungen gelöst werden. Operiert werden auf diesem Wege Eileiterschwangerschaften und Eierstocktumore. Sterilisationen, das heißt Eileiterunterbrechungen werden laparoskopisch durchgeführt. Gewebeproben können entnommen werden. Sogar Gebärmutterentfernungen sind per Bauchspiegelung möglich, dauern allerdings mehrere Stunden. Bei der sogenannten Second-Look-Laparoskopie können nach einer Hormonbehandlung bei Endometriose der Erfolg der Behandlung überprüft beziehungsweise verbliebene Herde mit entfernt werden. Bei Krebs der weiblichen Organe und anderer Bauchorgane wird damit festgestellt, ob ein nochmaliger operativer Eingriff sinnvoll ist und ob Metastasen vorliegen.

Eine Bauchspiegelung ist meist nicht mehr möglich bei fortgeschrittener Schwangerschaft und nach mehrmaligen Unterleibsoperationen über Bauchschnitt. Der Umfang ihrer operativen Möglichkeiten hängt entscheidend von dem technischen Können und der Erfahrung des jeweiligen Operateurs/Operateurin ab.

In der Regel wird in einer Klinik mit Vollnarkose operiert. Wird die Laparoskopie nur zur Diagnose durchgeführt, beträgt der Klinikaufenthalt maximal drei, bei weiterführender operativer Behandlung fünf bis sieben Tage. Kleinere Operationen sind ambulant in kurzer Narkose durchführbar. Die Frau kann dann nach einer Erholungszeit nach Hause gehen. Von örtlicher Betäubung wird meist abgeraten, da die schräge Lage mit tiefer liegendem Kopf auf dem Operationstisch sehr unangenehm und das Bauchfell sehr schmerzempfindlich ist. Die Hochlagerung des Beckens ist notwendig, da so die Darmschlingen gegen das Zwerchfell fallen und der Beckenraum für die Betrachtung zugänglich wird. Auch eine Bauchspiegelung ist eine Operation und über den Klinikaufenthalt hinaus sollte noch genug Zeit zur Erholung und gegebenenfalls zur Schonung eingeplant werden!

1. Die Bauchspiegelung zur Diagnose

Mit Hilfe eines Katheters wird die Harnblase entleert und es wird nochmals eine Tastuntersuchung vorgenommen. Da die Bauchdecke in Narkose entspannt ist, sind die Organe leichter und besser zu untersuchen. Mittels einer Sonde, die über die Vagina in die Gebärmutter eingeführt wird, kann diese hin- und her bewegt werden. Durch einen kleinen, zirka zwei Zentimeter langen Schnitt in der Nabelgrube wird eine Metallhülse (Trokar) in den Bauchraum geführt, die als Führungshülse für optische Geräte und für die Zufuhr von Kohlendioxid dient. Das Gas wird vorsichtig in den Bauch gefüllt, so dass sich die Bauchdecke leicht hebt und die Organe besser sichtbar und zugänglich werden. Eine kleine Videokamera gibt die Bilder aus der Bauchhöhle auf einem Bildschirm vergrößert wieder. Damit können Photographien, die den Zustand der Organe und die Behandlung dokumentieren, hergestellt werden. Zur Untersuchung und genauen Abklärung genügt dies meist. Normalerweise sind durch das Bewegen der Gebärmutter alle Organe des kleinen Beckens gut einsehbar. Manchmal muss zusätzlich über einen zweiten Einschnitt an der Venushaargrenze ein Taststab eingeführt werden, um die Organe oder Verwachsungsstränge damit zu bewegen und besser sichtbar zu machen. Bei Frauen mit unerfülltem Kinderwunsch wird die Durchgängigkeit der Eileiter mit Hilfe der Chromopertubation geprüft. Dazu wird eine Blaulösung in die Gebärmutter gespritzt und per Bildschirm beobachtet, ob sie aus beiden Eileitern wieder herausfließt. Abschließend wird das Gas abgelassen und die Schnitte werden mit Hautnähten geschlossen. Verbleibendes Kohlendioxid baut der Körper in den folgenden Tagen ab. Die diagnostische Laparoskopie dauert ohne Zwischenfälle zehn bis zwanzig Minuten.

2. Die Bauchspiegelung zur Therapie

Dient die Bauchspiegelung der Behandlung bestimmter Erkrankungen, so werden im Bereich der Venushaargrenze zusätzlich ein bis zwei kleinere Schnitte zur Einführung von Hilfsinstrumenten vorgenommen. Damit können Gewebeproben, zum Beispiel bei Endometriose, entnommen und Verwachsungen gelöst werden. Zur Lösung von Verwachsungen werden eine laparoskopische Schere, elektrochirurgische Instrumente oder ein Lasergerät verwendet.

Eierstockzysten werden geöffnet und ausgeschält und Eileiterschwangerschaften meist elektrochirurgisch behandelt. Endometrioseherde werden mit Hilfe von Hitzesonden, elektrischem Strom oder Laserstrahlen behandelt. Ob die Herde mit feinen Instrumenten herausgeschnitten oder verkocht werden, hängt von der Erfahrung und Vorliebe der Operateurin oder des Operateurs mit der entsprechenden Methode ab.

Zur Lösung von Verwachsungen und Entfernung von Myomen wird mit feinen elektrochirurgischen Geräten oder verschiedenen Laser-Typen gearbeitet. Geschwulste können noch in der Bauchhöhle zerkleinert (morcelliert) und abgesaugt werden ▶▶Myomentfernung per Bauchspiegelung◀◀. Sogar eine Gebärmutterentfernung ist per Bauchspiegelung technisch möglich ▶▶Gebärmutterkörperentfernung per Bauchspiegelung◀◀. Zysten werden punktiert und gefenstert (ein kleines *Fenster* wird hineingeschnitten), der Inhalt abgesaugt und anschließend untersucht. Damit Zysten nicht immer wiederkehren, ist es sinnvoll, sie mit dem Zystenbalg zusammen herauszunehmen. Bei Eierstocktumoren wird das jeweilige Organ mit dem Tumor vorsichtig entfernt und im sogenannten Schnellschnittverfahren sofort untersucht, um Krebs auszuschließen oder gegebenenfalls in einer erweiterten Operation noch mehr Organe zu entfernen. Hier ist allerdings zu überlegen, ob im voraus einer eventuell nötigen Erweiterung der Operation zugestimmt werden sollte, da das Gewebe in einem Labor genauer untersucht werden muss, was mehrere Tage dauern kann, jedoch zu einer exakteren Diagnose führt. Die Entscheidung für eine zweite, größere Operation kann daraufhin immer noch gefällt werden.

Eine sogenannte Second-Look-Laparoskopie wird vor allem bei Endometriosepatientinnen zwei bis zehn (oder mehr) Wochen nach der ersten Operation mit anschließender Hormonbehandlung durchgeführt. Restliche Herde können dabei entfernt und Verwachsungen zur Verbesserung der Beweglichkeit und Schmerzfreiheit der Organe gelöst werden.

Durch den schwierigeren Zugang zu den operierenden Organen und den wesentlich komplizierteren technischen Aufwand kann eine laparoskopische Operation länger als eine per Bauchschnitt durchgeführte dauern. Zur besseren Übersicht, beispielsweise bei Krebs, ausgedehnter Endometriose, sehr großen Myomen oder vielen kleinen Myomen, kann ein Bauchschnitt dennoch unabdingbar sein. Zur Behandlung einer Zyste dauert eine per Bauchspiegelung durchgeführte Operation zirka eine Stunde, während zur Entfernung von Myomen mit einer Dauer von bis zu drei Stunden gerechnet werden muss.

3. Elektrochirurgie und Lasertechnik

Seit Jahren werden zur operativen Behandlung zwei verschiedene Methoden angewendet: die Laser- und die elektrochirurgische Hochfrequenz-Technik. Die Elektrochirurgie arbeitet mit elektrisch erzeugter und der Laser mit durch Licht erzeugter Hitze. Mit beiden Methoden werden Gewebe durchtrennt und zur Denaturierung (Koagulation) gebracht. Dabei werden feinste Schnitte mit minimalen Gewebeschädigungen gesetzt.

Die Vorteile des Lasers liegen in seiner präziseren Präparationstechnik bei minimaler Verletzung des Gewebes. Ein Nachteil ist, dass das vom Laser behandelte Gewebe anschließend nicht mehr im Labor untersucht werden kann und dass die beabsichtigte Gerinnung (Koagulation) nicht tief genug reicht. Daher ist der Laser für feine, der Rekonstruktion dienende Operationsverfahren geeignet und weniger bei der Entfernung von Gewebe, wie zum Beispiel bei der Endometriumablation (Gebärmutterschleimhautentfernung). Elektrochirurgische Geräte sind einfach zu bedienen und die Operation ist schneller durchführbar. Eine Gewebeuntersuchung ist im Anschluss möglich. Die Zerstörung des Gewebes geht tiefer, was bei der Entfernung bestimmter Gewebe beabsichtigt und von Vorteil ist. Allerdings kann die elektrische Energie an Nachbarorgane weitergeleitet werden und diese schädigen.

Die Ausbildung von operationsbedingten Verwachsungen scheint von der jeweiligen Technik nicht abhängig zu sein. In einer Studie zeigte sich, dass die teurere und modernere Laser-Technologie nicht unbedingt vorteilhafter sein muss. Eine präzisere Schnittführung ist wohl mit der Nadelelektrode in der Hochfrequenz-Chirurgie möglich. Wegen der sehr hohen Kosten eines Lasergerätes wird diese zunehmend wieder durch konventionellere Methoden ersetzt. Die Elektrochirurgie ist dem Laser auch bei der Ausschälung von submukösen Myomen und der Entfernung der Gebärmutterschleimhaut ▶▶Organerhaltende Operationen bei Myomen und Blutungsstörungen◀◀ überlegen. Zur Rekonstruktion der Eileiter hat sich allerdings der Laser als vorteilhafter bewährt (Müller 1996).

Bewährt hat sich der CO_2-Laser als Zusatzinstrument bei ausgedehnten Endometrioseherden. Das gebündelte Licht des Lasers führt zu einem blitzartigen Erwärmen des Gewebewassers und dadurch zu dessen Verdampfung. Das zurückgebliebene Gewebe und die Geweberänder werden bei dieser Methode nur geringgradig erwärmt und geschädigt. Der CO_2-Laser eignet sich sehr gut zur Durchtrennung von Verwachsungen und zum Freilegen von Organoberflächen. Die Gefahr, dabei Nachbarorgane zu verletzen, ist nur sehr gering. Allerdings ist die Technologie kompliziert und eine spezielle Ausbildung erforderlich (Keckstein 1998).

Mögliche Komplikationen und Folgen

Mittlerweile wird die Bauchspiegelung als *Routineeingriff* gehandhabt, bei dem schwere Komplikationen selten sind. Allerdings können beim Einführen der Instrumente in den Bauchraum Darm, Harnblase, Gebärmutter und große Blutgefäße verletzt werden. Auftretende Komplikationen wie Blutungen oder Verletzungen der Nachbarorgane sind dann laparoskopisch schwerer zu versorgen, so dass eine Erweiterung der

Operation über Bauchschnitt erforderlich werden kann. Die Komplikationsrate liegt bei zirka drei Prozent der operierten Frauen.

Das Risiko für Verletzungen ist größer, wenn vorausgegangene Operationen zu Verwachsungen an der vorderen Bauchwand führten. Bei weiteren chirurgischen Behandlungen während der Bauchspiegelung kann es zu Blutungen kommen. Lebensgefährliche Blutungen können dann gegebenenfalls nur noch durch Entfernung des jeweiligen Organs gestillt werden. Weitere mögliche Komplikationen sind Bauchfellentzündungen durch Verschleppung von Krankheitserregern und Blasenentzündungen auf Grund des Katheters oder Nabelinfektionen.

Im Anschluss an diese Operation treten einige Tage lang häufig Druckgefühle und Schmerzen im Zwerchfell und in den Schultern auf, bis das überschüssige Gas vom Körper absorbiert ist. Das Kohlendioxid gerät unter das Zwerchfell und reizt die das Zwerchfell versorgenden Nerven, die wiederum mit den Schulternerven verbunden sind. Auftretende Operationsschmerzen hängen mit dem Ausmaß der operativen Behandlung zusammen. Die kleinen Schnitte verheilen in der Regel komplikationslos und schnell, die Nabelgegend ist empfindlicher und kann einige Tage lang angeschwollen sein. Häufig ist der ganze Bauch ein paar Tage lang geschwollen und gebläht. Es können Blutungen und Ausfluss auftreten. Manche Frauen berichten von lang anhaltenden Schmerzen im Unterbauch nach einer Bauchspiegelung. Diffuse Beschwerden können auch nach einer diagnostischen Laparoskopie auftreten. Eine Gefahr der Elektrochirurgie sind Verbrennungen an den Organen und an der Haut.

Der Verlauf der Bauchspiegelung ist nicht immer absehbar und hängt entscheidend von der Erfahrung und technischen Spezialisierung des Operateurs oder der Operateurin ab. Ohne auftretende Komplikationen ist die Bauchspiegelung mit Sicherheit die sanftere Methode. Es bleibt dennoch ein operativer Eingriff mit allen möglichen Folgeerscheinungen wie Narkoseunverträglichkeiten, Probleme mit der Wundheilung der Einstichstellen und Verwachsungen im Bauchraum.

Nachteile

Problematisch ist das sehr häufige Einsetzen einer Operation zur Diagnose oder Behandlung, auch wenn es sich um eine *minimal-invasive*, also eine weniger stark eingreifende Methode handelt. Denn mit jeder

Operation erhöht sich die Wahrscheinlichkeit, dass sich Verwachsungen bilden. ▸▸Myomentfernung per Bauchspiegelung oder Bauchschnitt◂◂.

Vorteile
Die Liegezeiten in der Klinik sind deutlich kürzer und die Rekonvaleszenz verläuft schneller. Oft genügen im Anschluss an die Operation drei Tage Schonung. Nach einer komplizierteren Bauchspiegelung sind jedoch mehr Erholungstage nötig, bevor eine körperliche Arbeit wieder aufgenommen werden kann. Die Narben sind kleiner, die Wundheilung verläuft schneller bei geringeren Schmerzen und die Gefahr von Infektionen und der Blutverlust sind gering. Die minimal-invasive Technik ist deshalb in vielen Fällen einer größeren Bauchoperation vorzuziehen.

4. Operative Behandlung von starken Schmerzen

Bei der Operationsmethode LUNA – laser uterine nerve ablation – werden mit einem Laser- oder einem elektrochirurgischen Gerät die Sacrouterinbänder, also die beiden Bänder, die von der Gebärmutter nach hinten zum Kreuzbein verlaufen, durchtrennt. Beabsichtigt ist eine Unterbrechung der Schmerzweiterleitung der Nerven von der Gebärmutter in Richtung Rückenmark. Diese Methode beschränkt sich auf Schmerzen aus dem Bereich der Beckenmitte.

In einer anderen Operation, der Präsakralen Neurektomie, wird das Nervengeflecht vor dem Kreuzbein freigelegt und entfernt. In einigen Kliniken wird diese Methode bereits per Bauchspiegelung und nicht mehr per Bauchschnitt durchgeführt.

Beide Möglichkeiten dienen der Behandlung von starken und chronischen Schmerzen, die durch andere Behandlungsmethoden nicht besser geworden sind, wie zum Beispiel bei Endometriose-Erkrankungen.

Mögliche Komplikationen und Folgen
Da bei beiden Operationen sehr nahe an den Harnleitern operiert wird und bei der Entfernung des Nervengeflechts große Blutgefäße in direkter Nähe liegen, sind entsprechende Komplikationen wie Verletzungen und starke Blutungen möglich. Inwieweit die Durchtrennung der Gebärmutterbänder sich langfristig auf deren Lage im Becken auswirkt, ist noch nicht genügend erforscht. Vielleicht kann sich die Gebärmutter dadurch

leichter senken. Nicht in allen Fällen können die Schmerzen beseitigt werden, obwohl nach wissenschaftlichen Berichten gute Behandlungsergebnisse vorliegen sollen (Sillem 1998). Ungeklärt ist, ob durch die Nervendurchtrennung oder Entfernung des Nervengeflechts ein Empfindungsverlust beziehungsweise eine Veränderung der Wahrnehmung im Bereich der Beckenmitte ausgelöst wird.

Nachteile
Es besteht eine größere Gefahr möglicher Komplikationen und Unklarheit, welche Folgen langfristig mit diesen Operationen verbunden sind. Bei nicht organisch bedingten Schmerzen bleibt die Frage offen, wie der Körper reagiert, wenn ihm die Ausdrucksform von Schmerz genommen wird. Bekannt sind in solchen Fällen Verschiebungen der Symptomatik auf andere Körperbereiche.

Vorteile
Nach gelungener Operation kann die anschließende Schmerzfreiheit zu einem neuen Lebensgefühl führen. Die weiblichen Organe und der eigene Zyklus bleiben dabei erhalten.

5. Eileiterunterbrechung (Sterilisation)

Die Sterilisation ist weltweit der häufigste Grund für eine Bauchspiegelung. Der Entschluss, keine Kinder (mehr) bekommen zu wollen, sollte endgültig sein, da es sich um eine – in der Regel – irreversible, das heißt eine nicht mehr rückgängig machbare Methode, handelt. Das spätere Wiederherstellen der Fertilität (Fruchtbarkeit) ist von geringer Erfolgsaussicht und wird von den Krankenkassen nicht bezahlt.

Eine Durchtrennung der Eileiter ist auf verschiedenen operativen Wegen möglich:

- Über einen Bauchschnitt
- Mit Hilfe einer Bauchspiegelung
- Über die Vagina, indem die hintere Vaginalwand als Operationsschnitt durchtrennt wird, um von dort in die Bauchhöhle zu den Eileitern zu gelangen
- Im Rahmen eines Kaiserschnittes (Sectio).

In der Regel werden mittels Bauchspiegelung beide Eileiter verschlossen. Dazu kommen durch einen zusätzlichen kleinen Schnitt unter der Venushaargrenze eingeführte elektrochirurgische Geräte zum Einsatz. Beide Eileiter werden jeweils in der Nähe ihrer Einmündung in die Gebärmutter erst *verschweißt* (koaguliert) und anschließend durchtrennt. Zum Verschließen der Eileiter können Kunststoffringe oder Clips verwendet werden. Bei der Eileiterunterbrechung durch einen Clip soll das Ausmaß der Schädigung geringer sein als bei der Koagulations- oder Ringmethode. Dadurch ist eine höhere Erfolgsrate bei einer eventuellen Refertilisierung (der Wiederherstellung der Fruchtbarkeit) möglich, während sie bei der Ringmethode am geringsten ist, da ein größeres Eileiterstück unterbunden werden muss. Bei gleichzeitig entzündlich bedingter Vergrößerung des Eileiters, bei Eileiterschwangerschaft oder starken Verwachsungen wird ein größeres Stück oder der ganze Eileiter entfernt.

Mögliche Komplikationen und Folgen

Die Risiken entsprechen denen einer Bauchspiegelung mit Vollnarkose. Operativ bedingte Beschwerden treten bei zirka fünf Prozent der Frauen nach der Eileiterdurchtrennung per Bauchspiegelung auf. Es besteht die Gefahr von Verbrennungen, Verklebung der Eileiter und Spätblutungen. Selten kommt es zu Blutergüssen in den Bändern, zu Eileiterentzündungen oder Eierstockabszessen. Wenn Kunststoffclips zum Verschließen der Eileiter verwendet werden, können sich diese aus dem Halteinstrument lösen, in den Bauchraum fallen und dort nicht mehr wiedergefunden werden. Je nach Methode liegt die Versagerquote zwischen 0,3 und 3,3 Prozent. Selbst nach einer *kunstgerechten Durchführung* kann bei 0,1 bis 0,2 Prozent der operierten Frauen auf Grund der großen Regenerationsfähigkeit der Eileiter eine Schwangerschaft eintreten. Beim Nachweis einer nicht fachgerechten Durchführung ist der Arzt oder die Ärztin den Eltern des geborenen Kindes gegenüber schadensersatzpflichtig. Komplikationen treten häufiger dann auf, wenn die Eileiterdurchtrennung während eines Kaiserschnitts oder noch im Wochenbett stattfindet. Wird die Sterilisation direkt im Anschluss an eine Schwangerschaft oder nach einer Abtreibung durchgeführt, entstehen zusätzliche Risiken durch die Größe der Gebärmutter und die stark erweiterten Gefäße.

Nach einer Eileiterunterbrechung kommt es zu einer leichten Veränderung der Blutversorgung der Eierstöcke. Sehr selten ist die Blutversorgung schwer beeinträchtigt und das Risiko eines verfrühten Klimakteriums erhöht. Zirka 24 Prozent der Frauen entwickeln im Anschluss an die Sterilisation ein schwer definierbares Syndrom mit charakteristischen Krämpfen, unregelmäßigen Perioden und stärkeren Blutungen.

Nach einer Sterilisation ist das Risiko einer Eileiterschwangerschaft erhöht, wenn der Verschluss nicht ganz vollständig ist und noch Samenzellen zur Eizelle gelangen können. Untersuchungen mit mehrjährigen Nachkontrollen zeigten, dass 43 Prozent der Frauen nach einer Eileiterunterbrechung sich weiter gynäkologisch behandeln lassen mussten. Davon mussten sich 25 Prozent größeren gynäkologischen Operationen unterziehen, wobei die Hauptgründe Blutungsbeschwerden waren. Weitere Probleme waren schmerzhafte Menstruation, Prämenstruelles Syndrom, Zyklusunregelmäßigkeiten und psychische Beschwerden (Bangert-Verleger 1984).

Ambivalente Gefühle gegenüber einer Eileiterunterbrechung können ebenfalls zu einem veränderten Körpergefühl und Beschwerden führen. Wie bei einer Abtreibung kann es nicht nur der Eingriff selbst sein, der zu langfristigen Problemen führt, sondern seine Bedeutung für die jeweilige Frau.

Darüber hinaus reagieren die Eierstöcke grundsätzlich sehr empfindlich auf jede Veränderung der weiblichen Organe. Aus einer Studie geht hervor, dass vier von sieben Frauen nach einer Eileiterunterbindung weniger Östrogen herstellen. Dies könnte an der Unterbrechung der Blutversorgung der Eierstöcke liegen oder auf einen hormonellen Zusammenhang zurückzuführen sein, der bislang noch unbekannt ist (Susan Love, 1997). So kann es zu einer geringeren Progesteronausschüttung kommen, in deren Folge sich Myome und Zysten entwickeln (Gyne September 1999).

Nachteile

Viele Frauen leiden nach einer Eileiterunterbrechung noch lange unter körperlichen und psychischen Beschwerden. Neuere Untersuchungen bestätigen, dass die Eierstöcke und Eileiter über die Empfängnis hinaus wichtige Aufgaben innerhalb des weiblichen Organismus erfüllen. In der Regel kann eine Sterilisation nicht mehr rückgängig gemacht werden.

Vorteile

Für manche Frauen ist die Befreiung von der Angst, schwanger zu werden, sehr erleichternd und sie können ihre Sexualität unbeschwerter empfinden.

V. Organerhaltende Operationen bei Myomen und Blutungsstörungen

Myome sind gutartige Geschwulste der Gebärmutter. Nur bei Beschwerden oder sehr schnellem Wachstum ist eine Behandlung nötig. Die meisten Gynäkologen und Gynäkologinnen raten ihren Patientinnen zu regelmäßigen Beobachtungen in zirka halbjährigem Abstand. Myome wachsen unter Östrogeneinfluss, das heißt, während der Wechseljahre werden sie wieder kleiner oder verschwinden ganz, es sei denn, es wird eine Hormonbehandlung begonnen. Aus naturheilkundlicher Sicht ist bekannt, dass Myome unter Belastung oder Stress wachsen, sich aber zurückbilden können und auf alternative Therapien zum Teil gut ansprechen. Für die operative Behandlung existieren eine Anzahl verschiedener Methoden, die Geschwulste unter Erhalt der Gebärmutter zu entfernen. Trotzdem wird vielen Frauen immer noch vorschnell zu einer Gebärmutterentfernung geraten. In einer Doktorarbeit an der Universitätsfrauenklinik Heidelberg warnt der Autor vor dem Risiko zu vieler und unnötig durchgeführter Myomoperationen mit folgenden Worten: *no symptoms, no surgery! – keine Symptome, keine Operation!* (Kaden 1994)

Eine Studie an den Universitätsfrauenkliniken Homburg und Heidelberg zwischen 1988 und 1994 ergab, dass bei 96 Prozent der 300 beteiligten Frauen eine gebärmuttererhaltende Operation möglich war! Knapp die Hälfte der Myome konnte dabei per Bauchspiegelung entfernt werden (Kaden 1994).

Medizinische Alternativen zur Hysterektomie:

Bei Myomen:	Myomenukleation (Myomentkernung), Hysteroskopie (Gebärmutterspiegelung), Arterielle Embolisationstherapie, medikamentös mit Hormongaben
Bei Blutungen:	Endometriumablation (Abtragung der Schleimhaut), Uterus-Ballon-Therapie, medikamentös mit Hormongaben

Sehr starke und lang anhaltende Blutungen können infolge der Hormonumstellung während der Wechseljahre auftreten. Blutungsstörungen müssen untersucht werden, sind aber vor der Menopause nicht ungewöhnlich und geben sich ohne Behandlung in den meisten Fällen von selbst wieder oder sind naturheilkundlich beeinflussbar. Wenn sie jedoch die Lebensqualität stark einschränken und ein sehr bedrohliches Ausmaß annehmen können, besteht Handlungsbedarf. Bis in die neunziger Jahre galt die Hysterektomie als Standardtherapie, obwohl in mehr als 90 Prozent der Fälle darauf verzichtet werden könnte (Peters 1994).

Bei Beschwerden oder schnellem Wachstum der Myome werden meist Hormontherapien und/oder operative Maßnahmen empfohlen. Nicht selten raten Gynäkologen und Gynäkologinnen ihren Patientinnen, vor allem ab einem Alter von vierzig Jahren, zu einer Gebärmutterentfernung, da das Myom ab einer bestimmten Größe nicht mehr operiert werden könne und die Gebärmutter sowieso nicht mehr gebraucht würde. Hierbei ist es entscheidend, an welchen Arzt oder Ärztin die jeweilige Frau gerät und wie vertraut der- oder diejenige mit den modernen Operationstechniken ist. Mittlerweile kann in den meisten Fällen organerhaltend und häufig mit Hilfe minimal-invasiver (wenig eingreifender) Techniken operiert werden. Neu ist eine in Deutschland noch weitgehend unbekannte Methode (Embolisationstherapie), die am wenigsten eingreifend und bei örtlicher Betäubung möglich ist. Es lohnt sich also, nachzufragen, auf dem Erhalt der Gebärmutter zu bestehen, eine ärztliche Zweit- oder Drittmeinung einzuholen und sich gegebenenfalls in Beratungsstellen oder Frauengesundheitszentren zu informieren!

Entscheidend für die Wahl der Operation ist die genaue Diagnose, das heißt, bei Blutungsstörungen deren Ursache und bei Myomen das Wissen um deren Lage im Körper.

Diagnose	**Operationsmethode**
Gestielte Myome außen an der Gebärmutter	Operation per Bauchschnitt oder Bauchspiegelung Arterielle Embolisationstherapie
Gestielte Myome in der Gebärmutterhöhle oder wenn sie in die Vagina hineinragen	Gebärmutterspiegelung Arterielle Embolisationstherapie
Intraligamentäre Myome (zwischen den Bändern liegende Myome)	Abdominale oder laparoskopische Myomentfernung (über Bauchschnitt oder Bauchspiegelung) Arterielle Embolisationstherapie
Subseröse Myome (unter der Gebärmutteraußenhaut liegende Myome)	Myomentfernung per Bauchspiegelung oder Bauchschnitt Arterielle Embolisationstherapie
Intramurale Myome (in der Gebärmutterwand liegende Myome) In Kombination mit submukösen Myomen auch als	Myomenukleation per Bauchschnitt oder Bauchspiegelung Arterielle Embolisationstherapie vaginale Myomentfernung möglich
Submuköse Myome (unter der Gebärmutterschleimhaut liegende Myome) In Kombination mit intramuralen Myomen	Hysteroskopische Myomabtragung Arterielle Embolisationstherapie per Bauchschnitt oder Bauchspiegelung Vaginale Myomentfernung unter sonographischer Kontrolle
Hormonell bedingte Blutungen und Blutungen unklarer Ursache, wobei Krebs ausgeschlossen wurde	Uterus-Ballon-Therapie Hysteroskopische Endometriumablation

1. Hysteroskopische Myomabtragung (Abtragung eines Myoms mittels Gebärmutterspiegelung)

Diese Operationsmethode ist sinnvoll, um Blutungsstörungen zu behandeln, die durch submuköse Myome hervorgerufen werden. Submuköse Myome liegen unter der Gebärmutterschleimhaut und ragen in die Gebärmutterhöhle hinein. Eine Gebärmutterspiegelung ist angezeigt bei wiederholten Fehlgeburten durch submuköse Myome und bei Polypen in der Gebärmutterhöhle.

Vor der Operation werden oft sogenannte GnRH-Analoga, Hormone, die die Tätigkeit der Eierstöcke stillegen, verabreicht, da die Operation dann einfacher und schneller durchzuführen ist und blutarmer verläuft. In manchen Fällen, bei größeren submukösen beziehungsweise submukös-intramuralen Myomen (Myome, die in die Gebärmutterwand hineinwachsen) kann die hormonelle Vorbehandlung eine Entfernung per Gebärmutterspiegelung überhaupt erst möglich machen. Die Frage nach der hormonellen Vorbehandlung wird allerdings kontrovers diskutiert und nicht von allen Operateuren und Operateurinnen als vorteilhaft empfunden ▶▶Zur medikamentösen Vorbehandlung mit Myomen◀◀.

Beschreibung der Operation

Die Operation findet unter Vollnarkose statt und kann ambulant durchgeführt werden. Nach einer Beobachtungszeit kann die Frau nach Hause gehen oder in einer Klinik sich zirka drei Tage lang erholen. Eine anschließende Genesungszeit von ein bis zwei Wochen sollte eingeplant werden.

Als erstes erfolgt eine gynäkologische Untersuchung. Dann werden mit Hilfe eines Resektoskopes, das wie ein Hysteroskop mit einem zusätzlichen Arbeitskanal aufgebaut ist, feine Instrumente durch die Vagina in die Gebärmutterhöhle eingeführt. Gleichzeitig wird bei ständiger Druck- und Kreislaufüberwachung die Gebärmutter mit Flüssigkeit durchspült. Mit Hilfe der Hochfrequenz- und der Laserchirurgie können die Myome abgetragen werden. Größere und breitbasig aufsitzende Myome werden mit einer elektrischen Schlinge (Elektroresektion) bis auf ihre Basis abgetragen oder mit einem elektrischen Gerät (Vaporisateur) verdampft. Wenn das Myom in die Gebärmuttermuskulatur hineinragt, kann es nicht immer ganz entfernt werden, so dass eventuell nach einigen Monaten eine zweite Operation erforderlich werden kann. Trotzdem bessern sich häufig die Beschwerden bereits nach dem ersten Mal. Je nach Krankheitsbild, Verfahren und Verlauf kann die Operation zwischen 30 bis 60 Minuten und länger dauern.

Mögliche Komplikationen und Folgen
Da die Gebärmutter ständig mit einer Flüssigkeit durchspült wird, kann es zu einer Flüssigkeitsüberladung des Organismus kommen mit der Gefahr eines Kreislaufschocks. Um einen Kreislaufzusammenbruch zu vermeiden oder bei stark blutenden Myomen, die die Sicht während der Operation behindern, kann der Abbruch einer Operation angezeigt sein. Ein erneuter Termin mit nochmaliger Narkose ist dann zur Vervollständigung der operativen Behandlung erforderlich. Durch die Operation können sich Vernarbungen und Verwachsungen in der Gebärmutter bilden, die eine Schwangerschaft möglicherweise erschweren. Im Anschluss können Infektionen und Blutungen auftreten. Ansonsten entsprechen die Komplikationen und Folgen den üblichen, durch eine Vollnarkose bedingten Beschwerden.

Nachteile
Die Nachteile dieser Methode bestehen in der Kreislaufbelastung während der Operation und in der meist üblichen hormonellen Vorbehandlung mit ihren Nebenwirkungen. Das erneute Wachstum von Myomen ist nicht ausgeschlossen. Verwachsungen in der Gebärmutter können die Einnistung einer befruchteten Eizelle verhindern.

Vorteile
Diese Methode ist durch den vaginalen Zugang weniger stark eingreifend und kommt dadurch ohne Bauchschnitte und verbleibende Hautnarben aus. Die Gebärmutter bleibt erhalten und unkontrollierbare Blutungen können behandelt werden. Ein längerer Klinikaufenthalt ist nicht nötig.

2. Vaginale Myomenukleation unter sonographischer Kontrolle

Mit Hilfe dieser Operation werden transvaginal (über die Vagina) mit feinchirurgischen Instrumenten unter gleichzeitiger Ultraschallkontrolle über die Bauchdecke submuköse Myome entfernt. Die Methode wurde an der

Asklepios Südpfalzklinik in Germersheim entwickelt und wird dort im Verhältnis zur Hysteroskopie häufiger durchgeführt. Diese Operationsform besitzt keinen offiziellen Namen und wird entsprechend ihres technischen Vorgehens als vaginale Myomenukleation oder Myomentfernung bezeichnet.

Während bei der hysteroskopischen Myomentfernung die Myomknoten Schicht für Schicht mit einem Elektrohobel abgetragen werden, geht es bei der vaginalen Myomenukleation darum, das Myom mit seiner Kapsel herauszudrehen. Dadurch wird der Gefahr vorgebeugt, dass nach der Operation die Myome wieder zu wachsen beginnen. Möglich ist die Durchführung dieses Verfahrens allerdings nur unter gleichzeitiger Kontrolle per Ultraschall über die Bauchdecke (abdominelle Sonographie). Da die submukösen Myome meist in die Gebärmutterwand hineinwachsen, kann bei einer hysteroskopischen Myomabtragung dagegen nicht immer das ganze Myom entfernt werden. Ein Teil bleibt in der Gebärmutterwand zurück und kann wieder zu wachsen beginnen, so dass eine zweite Operation notwendig ist. Wird aber während der vaginalen Myomenukleation mit Hilfe eines Ultraschallgerätes eine zweite Sicht über die Bauchdecke ermöglicht, können tiefer liegende Myome mit ihrer Kapsel genau erkannt und herausgelöst werden. Die sonographische Kontrolle ist außerdem nötig, um ein Durchstoßen der Gebärmutterwand zu vermeiden. Operationsumfang, Narkose, Klinikaufenthalt und Erholungszeit entsprechen in etwa denen einer hysteroskopischen Myomentfernung.

Eine hormonelle Vorbehandlung mit GnRH-Analoga sollte bei dieser Operationsmethode auf keinen Fall erfolgen. Da das Myometrium (Muskelschicht der Gebärmutterwand) durch die Hormonbehandlung *schrumpft* und brüchig wird, ist die Gefahr größer, die Gebärmutter während der Operation zu perforieren (durchstoßen). Durch die Alterung des Gewebes wird außerdem die klare Trennschicht zwischen Myomknoten und Gebärmuttermuskulatur dünner und weniger deutlich. Als Folge davon kann das Myom in seiner Kapsel nicht mehr sauber herausgedreht werden.

Die Asklepios Südpfalzklinik verfügt über Erfahrungen in der einjährigen Nachsorge und Folgebehandlung nach einer Myomoperation. Dabei wird jeder Frau ein individuell abgestimmtes homöopathisches Konstitutionsmittel und zum Teil ein weiteres Präparat zur Vermeidung von Verwachsungen verabreicht. In den Folgekonsultationen, die den Frauen ein Jahr nach der Operation angeboten werden, wurden bisher nur sehr wenige Rezidive (Wiederauftreten der Erkrankung) beobachtet.

3. Myomentfernung per Bauchspiegelung oder Bauchschnitt (Myomenukleation/Myomektomie per Laparoskopie oder Laparotomie)

Mittels Bauchschnitt (Laparotomie) oder Bauchspiegelung (Laparoskopie) können ein Großteil der subserösen, das heißt unter der Gebärmutteraußenhaut liegende, und intramurale, das heißt in der Gebärmutterwand liegende, Myome herausoperiert werden. Gestielte Myome können abgetragen und zwischen den Bändern liegende (intraligamentäre) Myome entfernt werden. Manche submukösen Myome stellen eine Sonderform des intramuralen Myoms dar, indem sie in die Gebärmutterhöhle hineinragen. Diese Myome können über Bauchspiegelung oder Bauchschnitt entfernt werden. Nur in wenigen Fällen, je nach Lage, Größe und Anzahl der Myome, ist dies nicht unter Erhalt der Gebärmutter möglich.

Ob eine alleinige Entfernung der Myome ohne Gebärmutterentfernung nicht möglich ist, kann nur während der Operation entschieden werden, wenn die Organe gut sichtbar sind. Bei gefährlichen Blutungen während der Operation, die eine sehr seltene und schwerwiegende Komplikation darstellen, muss als lebensrettende Maßnahme die Gebärmutter entfernt werden. Diese Komplikation wird allerdings als bedrohlicher dargestellt, als sie in der Praxis erfahrener Operateure und Operateurinnen tatsächlich vorkommt. Eine Studie zeigte, dass starke Blutungen während der Operation genauso häufig bei großen Myomen wie bei kleineren Myomen auftreten (nach DeBruyne 2000). Gynäkologen und Gynäkologinnen, deren Ziel der Erhalt der Gebärmutter ist, sind auch in komplizierteren Fällen noch bereit, eine organerhaltende Operation zu ermöglichen. Auf Myomentfernung per Laparoskopie spezialisierte Ärzte und Ärztinnen sind erfahren in der operativen Behandlung größerer und komplizierterer Myome auf minimal-invasivem Wege.

Beschreibung der Operation

Bei einer Bauchspiegelung ist der Krankenhausaufenthalt etwas kürzer und die Wundheilung geht auf Grund kleinerer Schnitte schneller. Die Laparoskopie kann ambulant mit in einer dafür spezialisierten Praxis durchgeführt werden und die Frau geht anschließend zur weiteren Betreuung in eine Klinik. Der Klinikaufenthalt beträgt ungefähr eine Woche. Wird die Operation mittels Bauchschnitt (Laparotomie) durchgeführt, sind eine Vollnarkose und ein zirka achttägiger Krankenhausaufenthalt nötig. Nach beiden Operationen ist eine Krankschreibung von zwei Wochen im Anschluss an die Operation sinnvoll. Über längere Zeit (zirka sechs Wochen) dürfen keine schweren Sachen gehoben und der Körper sollte vor heftigen, abrupten Bewegungen geschont werden damit die inneren Wunden gut verheilen können.

Nach dem Wirken der Narkose wird nochmals gynäkologisch untersucht. Bei einer Bauchspiegelung werden dann mehrere kleinere Schnitte zur Einführung des Sichtrohres und feiner Instrumente gesetzt ▶▶Bauchspiegelung◀◀. Bei einem Bauchschnitt genügt meist ein etwa zehn Zentimeter langer Schnitt an der Venushaargrenze. Wenn die Myome sehr groß sind, muss der Schnitt manchmal etwas länger sein und in seltenen Fällen, zum Beispiel nach mehreren vorausgegangenen Operationen oder bei einer sehr großen Gebärmutter, wird durch einen senkrechten Schnitt vom Nabel bis zum Venushaar operiert ▶▶Gebärmutterentfernung per Bauchschnitt◀◀.

Bei der laparoskopischen Operation werden durch die kleinen Einschnitte in die Bauchdecke winzige Spezialinstrumente und eine Videokamera eingeführt. Gestielte Myome können mit Hilfe von Lasertechnik, Elektrochirurgie, Naht- und Schlingentechniken abgetragen werden. Bei intramuralen und subserösen Myomen wird die Myomkapsel gespalten und das Myom vorsichtig mit speziellen Instrumenten herausgeschält. Dabei wird achtsam auf die Vermeidung und auf die Stillung von Blutungen geachtet. Die Myome werden dann in der Bauchhöhle mit einem speziellen Gerät, dem Morcellator, zerkleinert und abgetragen und die Schnitte in der Gebärmutterwand im Anschluss sorgfältig mit selbstauflösenden Fäden vernäht.

Durch den Bauchschnitt (abdominelle Myomektomie) können sehr große und schwer einsehbare Myome entfernt werden. Die das Myom kapselartig überziehende Gebärmutterwand wird über der Kuppe des Knotens durchtrennt und das Myom mit der Schere herausgelöst. Blutungen müssen sofort gestillt werden. Das Wundbett wird anschließend mit Nähten verschlossen und die Gebärmutterwand sorgfältig genäht. Selbst sehr kleine Myome sollten auf diese Weise enukleiert (entkernt) werden, um erneutem Myomwachstum vorzubeugen. Allerdings ist die Entfernung vieler kleiner Myome schwieriger als die einzelner und größerer Myomknoten. Manchmal muss die Gebärmutter wieder regelrecht *zusammengeflickt* werden. Sind sehr viele kleine Myomknoten vorhanden, ist deren vollständige Entfernung unter Erhaltung der Gebärmutter nicht immer möglich. Es gibt erfahrene Operateure und Operateurinnen, die bereit sind, weit über zwanzig Myomknoten herauszuschälen und die Gebärmutter zu erhalten! Voraussetzung für eine gelungene Myomentfernung ist neben dem technischen Können das persönliche Bestreben des Operateurs oder der Operateurin, dem Wunsch der Patientin nach einer organerhaltenden Operation zu entsprechen. Die Myomentfernungen dauern eine halbe bis ganze Stunde, bei komplizierten Myomen bis zu zwei Stunden und länger.

Wichtige Fragen zur Vorbereitung auf eine Myomoperation:

- Besitzt der operierende Arzt oder die Ärztin spezielle Erfahrung mit organerhaltenden Operationen oder hat Sie über entsprechende Möglichkeiten aufgeklärt?
- Handelt es sich um eine auf Myomentfernung spezialisierte Klinik oder Praxis?
- Informieren Sie sich, ob eine hormonelle Vorbehandlung sinnvoll ist ▶▶Zur medikamentösen Vorbehandlung von Myomen◀◀.
- Überlegen Sie sich, ob Sie einer Erweiterung der Operation zu einer Gebärmutterentfernung im voraus zustimmen möchten! ▶▶Patientinnenrechte und Ärztepflichten◀◀
- Falls sich während der Operation herausstellen sollte, dass eine Myomentfernung unter Erhalt der Gebärmutter doch nicht möglich ist: Möchten Sie erst aus der Narkose aufwachen und darüber informiert werden und dafür gegebenenfalls eine zweite Operation mit erneuter Narkose in Kauf nehmen?
- Sofern Sie eine Gebärmutterentfernung in Erwägung ziehen, informieren Sie sich über die verschiedenen Möglichkeiten dieser Operation! ▶▶Gebärmutterentfernung◀◀

Bauchschnitt oder Bauchspiegelung?

Es muss jeweils im individuellen Fall entschieden werden, welche Vorgehensweise schonender und günstiger ist. Sowohl Lage, Anzahl und

Größe der Myome (gynäkologische Untersuchung, gute Ultraschalldiagnostik, eventuell Computertomographie) spielen dabei eine Rolle, sowie das Alter und die Konstitution der Frau, beziehungsweise die Frage nach Kinderwunsch und persönlichen Vorlieben.

Eine Bauchspiegelung gilt als weniger stark eingreifend und belastend, allerdings ist es möglich, dass sie viel länger dauert als eine Myomenukleation per Bauchschnitt. Liegen sehr große Myome vor, müssen diese bei einer Bauchspiegelung in der Bauchhöhle zerkleinert werden, was die Operationszeit wesentlich verlängert und zu einer größeren Verletzungsgefahr der umliegenden Organe führt. Eine solche Operation kann bis zu drei oder gar vier Stunden dauern mit entsprechenden Belastungen für den Organismus auf Grund einer sehr langen Narkose. Während einer Laparoskopie muss der Kopf der jeweiligen Frau tiefer gelagert werden, was sich ungünstig auf die Narkose auswirkt. Eine Bauchschnittoperation kann daher verträglicher sein als eine viel länger dauernde Operation per Bauchspiegelung.

Bei einer Operation über Bauchschnitt ist es möglich, die Gebärmutterwand in mehreren Schichten zu vernähen, was für eine zukünftige Schwangerschaft und die entsprechende Belastung auf die Gebärmutterwand von Vorteil ist. Dies gilt insbesondere für Myome, die breitbasig mit der Gebärmutter verbunden sind oder tief in die Gebärmutterwand hineinragen. Unter Umständen ist ein Kaiserschnitt bei der Geburt dann nicht unbedingt erforderlich.

Gestielte Myome können mit Hilfe der Laparoskopie einfach entfernt werden. Für eine Bauchspiegelung bestehen hinsichtlich der Lage und Größe der Myome wenig Einschrankungen. Selbst Hinterwandmyome können gut laparoskopisch entfernt werden. Durch die besseren Sichtverhältnisse kann in komplizierten Fällen per Bauchschnitt noch sorgfältig und organerhaltend operiert werden. Bei sogenannter diffuser Myomatose, das sind mehrere im gesamten Gebärmuttermuskel verteilte intramurale Myome, die nicht von einem Schnitt aus entfernt werden können, oder bei sehr vielen kleinen und kleinsten Myomkernen ist eine Bauchspiegelung nicht von Vorteil.

Letztendlich ausschlaggebend für die Entscheidung ist meistens die Erfahrung der jeweiligen Operateurin oder des Operateurs. *Auf keinen Fall sollte ‚endoskopischer Ehrgeiz' bei der Auswahl des Operationsverfahrens im Vordergrund stehen* (Schmidt 1998).

Mögliche Folgen und Komplikationen

Komplikationen, die während einer Bauchspiegelung auftreten, wie zum Beispiel starke Blutungen oder Verletzungen anderer Organe können schlechter versorgt werden und manchmal ist noch zusätzlich ein Bauchschnitt nötig. Möglich sind Verletzungen durch unvorsichtige Bewegungen mit dem Morcellator (Gerät zur Zerkleinerung des Myoms). Nach der laparoskopischen Operation können Schulterschmerzen und Druckgefühle auftreten, da das Gas die Nerven reizt. Im Anschluss an beide Operationsmethoden sind Beschwerden durch die Narkose möglich. Nach einem Bauchschnitt treten Infektionen häufiger auf und die Tätigkeit des Darmes kommt schwieriger wieder in Gang. Die Wundheilung der größeren Narbe dauert länger und kann Probleme bereiten. Wie bei jeder anderen Operation können sich Verwachsungen bilden. Bei Bauchspiegelungen ist im allgemeinen das Ausmaß an Verwachsungen geringer.

Bei Schwangerschaft und Geburt entsteht durch die starke Dehnung der Gebärmutter die Gefahr einer Ruptur, das heißt die Gebärmutterwand kann an der Stelle der Operationsnaht einreißen, was entsprechend starke und lebensgefährliche Blutungen zur Folge haben würde. In diesem Fall wäre eine Notoperation sofort erforderlich. Bei unstillbaren Blutungen müßte die Gebärmutter als lebensrettende Maßnahme entfernt werden. Daher wird häufig bei Schwangerschaften nach Myomoperationen die Geburt künstlich eingeleitet oder zur Sicherheit ein Kaiserschnitt (Sectio) vorgenommen. Die Häufigkeit einer Uterusruptur (Gebärmutterriss) wird unabhängig von der Operationsart mit ein bis zwei Prozent nach Myomenukleationen angegeben. Daher wird von manchen Gynäkologen und Gynäkologinnen nur noch nach der Entfernung vieler intramuraler Myome zu einem Kaiserschnitt geraten (Schmidt 1998).

Nachteile

Die Myome können, sofern sie nicht vollständig entfernt wurden, nach der Operation wieder wachsen oder neue Myome können sich herausbilden. Die Rezidivrate liegt bei 10 bis 30 Prozent vor allem bei jüngeren Frauen und wenn bei der Operation kleinere Myome oder Myomkerne übersehen wurden. Die Myomentfernung kann auch die Gebärmutter belasten. Bei tiefsitzenden Myomen besteht die Schwierigkeit, die ursprüngliche Form der Gebärmutter zu erhalten. Die Operation kann – je nach Anzahl und Lage der Myome – lange dauern und mit starken Blutungen einhergehen. Jedes entfernte Myom hinterlässt Narben und die operative Behandlung selbst kann zu Verwachsungen mit dem Bauchfell führen. Bei Schwangerschaften muss eventuell mit Kaiserschnitt entbunden werden.

Vorteile

Vorteilhaft bei einer Myomentfernung per Bauchspiegelung sind die in der Folge geringeren Schmerzen und nur kleinen Hautnarben. Die Vorteile der Operation mit Bauchschnitt bestehen in der guten Zugänglichkeit und der Möglichkeit, die Gebärmutter sehr sorgfältig zu vernähen. Damit können sehr viele oder sehr große Myome operiert und gleichzeitig die Gebärmutter erhalten werden.

Für Frauen mit Kinderwunsch kann die organerhaltende Myomentfernung eine Möglichkeit darstellen, doch noch schwanger zu werden. Von Myomen verursachte Beschwerden werden operativ gelindert oder gar beseitigt. Trotz der Gefahr, dass Myome wieder wachsen können, stellt die operative Entfernung einer vielleicht sehr großen Geschwulst für manche Frauen eine Befreiung und Entlastung dar. Der größte Vorteil besteht für die meisten Frauen darin, dass bei diesen Operationen zwar die Myome entfernt werden, ihre Gebärmutter aber erhalten bleibt!

Ergebnisse von Myomoperationen: Die Schwangerschaftsrate nach erfolgreicher Myomentfernung wird mit 17 bis 77 Prozent angegeben. Während die Abortrate (Abgang des Embryos) vor der Operation bei 51 Prozent lag, liegt sie nach Entfernung der Myome nur noch bei 19 Prozent. Die Rezidivrate, das heißt die Wahrscheinlichkeit, dass Myome wieder wachsen, beträgt nach einer Operation 6 bis 27 Prozent und bei Myomentfernung mit hormoneller Behandlung 67 Prozent! (nach Kaden 1994)

Die eigentliche Ursache für Myomwachstum wird natürlich nicht mit heraus operiert, und aus naturheilkundlicher Sicht ist mit dem Entfernen der Geschwulst die Erkrankung an sich nicht geheilt. Empfehlenswert sind daher im Anschluss an die Operation naturheilkundliche Maßnahmen zur Gesunderhaltung.

4. Hysteroskopische Endometriumablation (Abtragung der Gebärmutterschleimhaut mittels Gebärmutterspiegelung)

Diese Operationsmethode wird zur Behandlung sehr starker und lange andauernder Blutungen (Menorrhagie, Hypermenorrhoe) oder der sehr schmerzhaften Menstruation (schwere Dysmenorrhoe) eingesetzt. Bei Myomen, Adenomyose und Krebs der Gebärmutterschleimhaut kann sie nicht angewendet werden. Ziel ist es, durch eine Gebärmutterspiegelung die gesamte Schleimhautschicht zu entfernen und damit zukünftige Blutungen zu verhindern oder zu reduzieren. Die Endometriumablation eignet sich für sogenannte *high-risk-Patientinnen*, das heißt für Frauen, die auf Grund anderer Erkrankungen (Thromboseneigung, Herzerkrankungen oder -infarkt, Schlaganfall) eine größere Operation nicht verkraften würden.

Allerdings muss der Operateur oder die Operateurin genügend Erfahrung besitzen, da der Eingriff technisch anspruchsvoll ist. In Deutschland ist diese Methode viel weniger verbreitet als in anderen europäischen Ländern, wo die Hysteroskopie (Gebärmutterspiegelung) längst als Routinemethode praktiziert wird. Manche der deutschen Gynäkologen betrachten wiederum die Entfernung der Gebärmutterschleimhaut mittels Laser als *Weg der Zukunft* (FFGZ Berlin, 1998).

Eine deutliche Verminderung der Blutungsintensität erfahren etwa 90 Prozent und völlig blutungsfrei wird anschließend ungefähr ein Drittel der Frauen. Bei 10 Prozent der operierten Frauen tritt keine Besserung auf, wahrscheinlich da die Gebärmutterschleimhaut eine hohe Regenerationsfähigkeit besitzt. Nach der Behandlung ist in der Regel eine Schwangerschaft nicht mehr möglich.

Beschreibung der Operation

Die Operation findet unter Vollnarkose statt oder wird ambulant durchgeführt. Möglich sind eine Spinalanästhesie oder örtliche Betäubung. Ein Klinikaufenthalt beträgt in der Regel nicht mehr als drei Tage. Eine Krankschreibung von ein bis zwei Wochen ist angeraten.

Häufig steht im Vorfeld eine zwei- bis dreimonatige Behandlung mit Hormonen (Danazol oder GnRH-Analoga), die eine künstliche Reduzierung der Schleimhaut bewirken. Internationale Studien behaupten, dass der Erfolg dieser Operation von der Hormonbehandlung und der Erfahrung des Operateurs/der Operateurin mit der technischen Durchführung abhängen würde (Hucke 2000b).

Wenn die Narkose zu wirken beginnt, werden nach einer nochmaligen Untersuchung mit Hilfe des Hysterektoskopes elektrochirurgische Geräte eingeführt. Zuvor wird die Öffnung des Muttermundes (Zervikalkanal) vorsichtig geweitet und die Gebärmutter mit einer Flüssigkeit durchspült. Unter Verwendung der elektrischen Schlinge und/oder des sogenannten Rollerballs wird nun sehr sorgfältig Streifen für Streifen die Gebärmutterschleimhaut abgetragen. Blutungen aus der Gebärmutterwand werden sofort gestillt. Wichtig ist es, an schwierigen Stellen, die schwer mit den Geräten erreichbar sind, so viel wie möglich zu entfernen, da zurückbleibende Schleimhautreste wieder wachsen und bluten können. Gleichzeitig muss der Kreislauf ständig überwacht werden, um eine Flüssigkeitsüberlastung des Organismus zu vermeiden. Die Operationszeit beträgt zwanzig bis vierzig Minuten.

Mögliche Komplikationen und Folgen

Komplikationen sind selten. Mit der Schlinge kann die Gebärmutterwand durchstoßen und die Nachbarorgane Blase oder Darm können dabei verletzt werden. Dies wäre ein Notfall, der durch einen sofortigen Bauchschnitt chirurgisch behandelt werden muss. Die Spülflüssigkeit kann in die operativ geöffneten Blutgefäße fließen und zur Flüssigkeitsüberladung des gesamten Organismus mit akuten Kreislaufproblemen und einem Lungenödem führen. Daher ist eine gute Überwachung des Kreislaufes und der verbrauchten Flüssigkeit während der Operation wichtig. Weitere Probleme im Anschluss an die Operation können Infektionen und Blutungen sein. In seltenen Fällen verschließt sich der Gebärmutterhalskanal durch Schleimhautreste oder Verwachsungen. In einer Studie an der Universitätsfrauenklinik Heidelberg kam es bei einigen Frauen zu länger als sechs Wochen andauernden Unterbauchschmerzen. In derselben Untersuchung wurde die Rezidivrate, also das Wiederauftreten von starken Blutungen, mit 25 Prozent angegeben (Peters 1994).

Nachteile

Es können sich Verklebungen, Verwachsungen und Vernarbungen in der Gebärmutterhöhle ausbilden. Diese Methode schützt nicht vor Gebärmutterkörperkrebs. Sie sollte außerdem von gut ausgebildeten und erfahrenen Operateurinnen oder Operateuren durchgeführt werden. Verhütungsmittel sind weiterhin nötig, da sich eine befruchtete Eizelle in verbliebenen Schleimhautresten einnisten kann. Das Austragen einer Schwangerschaft ist allerdings meist nicht mehr möglich.

In einer Untersuchung ein Jahr nach der Operation besaßen 85 Prozent der Frauen noch aktive Schleimhautreste trotz ihrer operativen Entfernung und anschließendem Ausbleiben der Blutung. Das macht deutlich, wie regenerationsfähig die Gebärmutterschleimhaut tatsächlich ist und warum bei manchen Frauen ein langfristiger Erfolg nicht möglich oder eine Folgeoperation nötig sein kann (Peters 1994).

Vorteile

Da extreme Blutungen Frauen in ihrer Gesundheit und Lebensqualität stark beeinträchtigen, kann diese Operation eine Steigerung ihres Wohlbefindens bedeuten. Eine große Operation – die Gebärmutterentfernung – wird dadurch vermieden. Im Vergleich zu größeren Bauchoperationen ist die Endometriumablation eine minimal-invasive Operationsmethode mit entsprechend geringeren Schmerzen, kürzerem Krankenhausaufenthalt und einer kürzeren Erholungszeit.

Eine Langzeitstudie, in der 525 Frauen über einen Zeitraum von fünf Jahren nach einer Endometriumablation beobachtet wurden, ergab folgende Ergebnisse (O'Connor 1996):

- Bei mehr als 85 Prozent der Frauen brachte die Operation die schweren Blutungen unter Kontrolle
- 79 bis 87 Prozent der Frauen waren mit dem Ergebnis zufrieden
- Bei 80 Prozent der Frauen war anschließend keine weitere operative Maßnahme erforderlich
- 9 Prozent der Frauen wurde innerhalb dieses Zeitraumes die Gebärmutter entfernt
- Nur bei 2 Prozent der Frauen kam es während der Operation zur Perforation (Durchstoßung) der Gebärmutter, allerdings konnten die Wunden genäht werden und Notfallhysterektomien waren nicht nötig.

5. Uterus-Ballon-Therapie – zur Behandlung von Blutungsstörungen

Diese Operationsmethode dient der Entfernung beziehungsweise Verödung der Gebärmutterschleimhaut und ist wesentlich einfacher und sicherer zu handhaben als die Endometriumablation. Manche Gynäkologen sehen in ihr allerdings keinen Vorteil zur Endometriumablation (FFGZ Berlin 1998). Die Uterus-Ballon-Therapie (Therma Choice) kann zur operativen Behandlung von hormonell bedingten Blutungsstörungen oder von starken Blutungen unklarer Ursache eingesetzt werden. Sie ist technisch gesehen noch neu und Detailveränderungen sowie Verbesserungen sind in den nächsten Jahren zu erwarten.

Die Uterus-Ballon-Therapie ist nicht anwendbar bei Myomen, Polypen und Tumoren. Sie ist nicht geeignet für Frauen mit Latexallergie, mit nachgewiesenem oder vermutetem Gebärmutterschleimhautkrebs, mit einer Schwäche der Gebärmutterwand, zum Beispiel nach einem Kaiserschnitt oder einer Myomoperation im Gebärmuttermuskel, sowie für Frauen, die noch schwanger werden möchten.

Da diese Methode noch neu ist und bisher nur vereinzelt in Kliniken oder Privatpraxen angewendet wird, kann es sein, dass Sie Ihre Gynäkologin oder Ihren Gynäkologen direkt darauf ansprechen müssen. Oder erkundigen Sie sich in den Frauengesundheitszentren danach. Die Übernahme der Kosten muss von den Kassen erst auf Antrag bewilligt werden. Die Kosten für eine Uterus-Ballon-Therapie sind jedoch um ein Vielfaches geringer als die einer Gebärmutterentfernung und in internationalen Studien wurde die Wirksamkeit der Methode nachgewiesen!

Beschreibung der Operation

Die Uterus-Ballon-Therapie ist ambulant und mit örtlicher Betäubung durchführbar. Manche Frauen wünschen sich lieber eine Vollnarkose und viele Ärzte oder Ärztinnen raten dazu. Die Operation dauert 10 bis 15 Minuten und eine medikamentöse Vorbehandlung ist nicht nötig.

Meist genügt eine Krankschreibung von nur drei bis vier Tagen und die Patientin kann in der Regel einige Stunden nach der Operation nach Hause gehen.

Vor der Operation wird ein Medikament verabreicht, um auftretende Krämpfe der Gebärmutter während und nach der Behandlung zu verringern. Ein aufblasbarer Ballon, der auf einen Katheter aufgesetzt ist, wird durch die Vagina in die Gebärmutter eingeführt und dort mit Flüssigkeit gefüllt. Dadurch legt er sich mit Druck an die Gebärmutterinnenwand an. Auf der Katheterspitze befinden sich ein Heizelement, ein Temperatur- und ein Druckfühler. Die Flüssigkeit wird dann für nur wenige Minuten auf über 80 Grad Celsius erhitzt, so dass es zur Verödung der Gebärmutterschleimhaut kommt. Anschließend wird die Flüssigkeit abgelassen und der Katheter entfernt. Die verödete Gebärmutterschleimhaut löst sich innerhalb der nächsten Tage wie bei einer Menstruationsblutung ab.

Die Ergebnisse dieser Operationsmethode entsprechen in etwa denen der Endometriumablation, jedoch ist die Anzahl der Frauen, die anschließend völlig blutungsfrei sind, etwas geringer. Häufig tritt die Wirkung erst nach der dritten Blutung ein. Manche Operateure oder Operateurinnen entfernen im Anschluss noch verbliebene Schleimhautreste mit Hilfe elektrochirurgischer Geräte, wodurch die Operation ähnlich einer Endometriumablation länger dauert aber erfolgreicher wird.

Mögliche Komplikationen und Folgen

Komplikationen während der Operation treten so gut wie nie auf. Da es sich um eine sehr kleine operative Behandlung mit nur örtlicher Betäubung oder kurzer und leichter Narkose handelt, kommen kaum narkosebedingte Beschwerden vor. Häufig erscheinen nach der Behandlung krampfartige Schmerzen wie bei einer Menstruation, die medikamentös behandelt werden. Selten treten Infektionen und Fieber auf. Einige Tage danach kommt es zu wässrigem Ausfluss, der mit Blut und Geweberesten vermischt sein kann.

Nachteile

Die Methode ist neu und es liegen keine Langzeitstudien vor. Die derzeitigen Ergebnisse beziehen sich auf Nachuntersuchungen bis zu einem Jahr im Anschluss an die Operation. Bei Frauen mit sehr großer Gebärmutterhöhle ist die Wirksamkeit nicht vollständig nachgewiesen. Für

Frauen mit einer Latexallergie ist die Methode nicht geeignet. Obwohl eine Schwangerschaft nicht mehr möglich ist, muss weiterhin verhütet werden. Diese Operation ist bisher von den Krankenkassen nicht anerkannt und ihre Finanzierung muss als Sonderleistung bewilligt oder die Kosten müssen privat entrichtet werden.

Vorteile

Es handelt sich um eine sehr kleine und schonende Operationsmethode. Eine Hormonbehandlung mit entsprechenden Nebenwirkungen oder gar eine Gebärmutterentfernung können vermieden werden. Die Operation ist ambulant durchführbar. Eine Vollnarkose mit entsprechenden Nebenwirkungen ist nicht nötig. Die Operationstechnik ist leicht durchführbar und Komplikationen kommen so gut wie nie vor.

Ergebnisse

Internationale Untersuchungen ergaben, dass die Operation selbst komplikationslos verlief und es nur bei 4 Prozent der Frauen zu Komplikationen nach der Operation kam. Die Erfolgsrate, das heißt eine deutliche Verbesserung der Symptome, wird für den Zeitraum eines Jahres mit 80 bis 90 Prozent angegeben. Die Wahrscheinlichkeit für eine erfolgreiche Behandlung scheint bei höherem Alter der Frau, einer kleineren Gebärmutterhöhle, größerem Druck des Ballons und einer weniger stark ausgeprägten Blutungssymptomatik vor der Operation größer zu sein (Amso 1998, Vilos 1996 u. 1997).

6. Zur medikamentösen Vorbehandlung mit Hormonen

Vor Myomoperationen und Endometriumablationen werden häufig Hormone verordnet, die zum Stillstand der Hormonproduktion der Eierstöcke führen sollen. Es handelt sich dabei um die sogenannten GnRH-Analoga, künstliche Gonado-Tropin-Releasing-Hormone, die den natürlichen Hormonen, die die Freisetzung der Geschlechtshormone herbeiführen, ähneln. Die künstlichen Hormone binden sich so fest an die Empfängerstellen in der Hirnanhangdrüse (Hypophyse), so dass diese innerhalb einer Woche erschöpft sind und kein FSH (Follikelstimulierendes Hormon) sowie LH (Luteinisierendes Hormon) mehr gebildet wird ▶▶Das Zusammenspiel der Hormone◀◀.

Dies entspricht in etwa einem sehr abrupten Eintritt in die Wechseljahre und ist mit entsprechenden Nebenwirkungen wie Hitzewallungen, Schweißausbrüchen, trockenen Schleimhäuten, Akne, Kopfschmerzen, Schlaflosigkeit, starken Stimmungsschwankungen bis zu Depressionen, Übelkeit, Gewichtszunahme und anderen Symptomen verbunden. Langzeitfolgen sind bisher weder bekannt noch erforscht.

Die Behandlung mit GnRH-Analoga erfolgt meist über Depotmonatsspritzen, die zwei bis sechs Mal verabreicht werden. Der Nachteil der Depotspritzen ist, dass bei starken Nebenwirkungen das Medikament erst nach einem Monat abgesetzt werden kann. Möglicherweise sind die Nasensprays etwas weniger wirksam, können aber in ihrer Dosierung an Wirkung und Nebenwirkungen kurzfristig angepasst werden. Die meist verschriebenen Präparate sind Zoladex-GYN und Enantone-Gyn.

Sobald die Hormone abgesetzt werden, beginnen die Myome wieder zu wachsen. Aus diesem Grund und wegen der starken Nebenwirkungen sind die Medikamente nicht zur Dauertherapie geeignet. Sie können längstens sechs Monate lang verordnet werden und eine Operation sollte direkt im Anschluss daran erfolgen. Ein Gynäkologe meint dazu: *Hier muss aber sicherlich im individuellen Fall der Nutzen dieser Medikation für die Operation gegen die doch recht gravierenden Nebenwirkungen während der Einnahme der Präparate abgewogen werden* (Kleine-Gunk 1997).

Da die Myome meist östrogenbedingt wachsen, wird mit dieser Behandlung eine *Schrumpfung* der Myome beabsichtigt. Eine Studie ergab, dass sich mit hormoneller Vorbehandlung die Operationszeit verkürzt, weniger häufig ein Bauchschnitt nötig wird und die Blutungen während der Operation geringer sind. Besonders deutlich waren diese positiven Auswirkungen bei der Entfernung von Myomen per Gebärmutterspiegelung (hysteroskopische Resektion) und zwar vor allem bei submokösen Myomen, die in die Gebärmutterwand hineinragen (intramurale Myome). Da sich gleichzeitig die Gebärmutterschleimhaut zurückbildet, kann das in die Gebärmutterwand hineinragende Myom leichter erkannt und ausgeschält werden. In derselben Studie wurde deutlich, dass nicht in allen Fällen eine Hormonbehandlung von Vorteil ist, sondern sogar zu Schwierigkeiten führen kann (Kaden 1994).

Bei submukösen Myomen ab einer Größe von zirka 4 Zentimeter erhöht eine hormonelle Vorbehandlung die Wahrscheinlichkeit, dass das Myom in nur einer Operation entfernt werden kann. Außerdem führt der

Blutungsstopp zur Erholung von einer Anämie (Blutarmut) und Regeneration bis zur Operation (Hucke 2000b).

Nicht bei allen Frauen kommt es während der Behandlung mit GnRH-Analoga zu einer Verkleinerung der Myome. Wenn bereits nach der ersten Hormongabe durch eine Spritze keine Verkleinerung eingetreten ist, bietet die medikamentöse Behandlung keine Vorteile. Darüber hinaus ist umstritten, ob die auf diese Weise verkleinerten Myome tatsächlich besser operabel sind. Denn durch den rapiden Hormonentzug altert sowohl das Gewebe des Myoms als auch das der Gebärmutter und das Myom ist schwieriger zu entfernen. Bei Myomen, die sich unter der Hormonbehandlung sehr stark verkleinert haben, wird die Kapsel um das Myomgewebe weniger stark ausgeprägt. Das Myom ist dadurch nicht mehr so gut abgegrenzt vom Gewebe der Gebärmutter und damit schwieriger zu entkernen (enukleieren). Bei überdurchschnittlicher Verkalkung der Myome ist die Hormonbehandlung ungeeignet. Ebenfalls keine Vorteile bringt eine Hormonbehandlung bei gestielten oder operativ gut zugänglichen Myomen. Eine generelle hormonelle Vorbehandlung wird deshalb von einigen erfahrenen Operateuren kritisiert und abgelehnt (Schmidt 1998).

Dr. Hemmerich, Chefarzt einer gynäkologischen Abteilung, der die anthroposophische Medizin in die Behandlung miteinbezieht, empfiehlt eine Misteltherapie im Vorfeld einer Myomentfernung. Durch diese Therapie werde seiner Erfahrung nach das Myom zwar nicht kleiner, aber wesentlich besser abgegrenzt vom umliegenden Gewebe und daher leichter zu operieren.

❖

- Besprechen Sie das Problem mit dem operierenden Gynäkologen oder der operierenden Gynäkologin und fragen Sie nach deren Erfahrung mit hormoneller Vorbehandlung.
- Wägen Sie den möglichen Nutzen einer Hormonbehandlung mit ihren Nebenwirkungen sorgfältig ab. Beziehen Sie in Ihre Entscheidung die bisherigen Erkenntnisse (Hormonbehandlung eher geeignet bei Myomentfernung über Gebärmutterspiegelung und weniger sinnvoll bei subserösen und gestielten Myomen) und die Erfahrung des Operateurs oder der Operateurin mit ein.

❖

7. Eine neue minimal-invasive Methode: Transarterielle Embolisationstherapie

Diese ambulant durchführbare Operationsmethode unter örtlicher Betäubung ist noch in weiten Kreisen unbekannt und wird bisher kaum in Deutschland angeboten. Sie wurde vor zirka einem Jahr von Prof. Vogl an der Universitätsklinik in Frankfurt eingeführt. In den USA dagegen wurden mittlerweile mehr als 4500 Frauen mit Hilfe der Embolisationstherapie, die auch Uterus Embolisation genannt wird, behandelt, worüber bereits Studien vorliegen (Goodwin 1999, Spies 1999). Diese Art der Operation muss von einem Radiologen (Röntgenarzt) oder einer Radiologin durchgeführt werden.

Ziel ist es, die Blutversorgung des Myoms drastisch zu reduzieren, um über dessen *Aushungerung* eine Verkleinerung zu erreichen. Die Transarterielle Embolisationstherapie kann bei allen Arten von Myomen angewendet werden, ist aber wegen der Infektionsgefahr für Frauen mit Diabetes nicht geeignet. Eigentlich ist diese Methode gar nicht so neu und unbekannt, denn um lebensbedrohliche Gebärmutterblutungen nach Geburten oder Operationen zu stoppen, wird sie seit zwanzig Jahren angewendet. Und für die Fachärzte und Fachärztinnen der Radiologie und Gefäßchirurgie stellt sie eine Routinebehandlung von Tumoren in anderen Körperbereichen dar.

Die Uterus Embolisation wurde in Frankreich entwickelt, um vor einer bevorstehenden Myomentfernung mögliche Blutungen zu minimieren, die während der Operation auftreten können. Dabei wurde entdeckt, dass nach der Embolisierung der Gefäße, während die Frauen noch auf die Myomoperation warteten, Beschwerden auf Grund der Myome verschwanden und die Operation nicht mehr nötig war. Diese Erfahrung führte schließlich zur Entwicklung der Embolisationstherapie bei Myomen in der Gebärmutter. Sie ist geeignet zur Behandlung von Blutungsstörungen und anderer Beschwerden auf Grund von Myomen. Blutungsstörungen anderer Ursache sind mit dieser Methode nicht behandelbar!

Beschreibung der Operation

Die minimale operative Behandlung wird ambulant und unter örtlicher Betäubung durchgeführt. Nach sechs bis 24 Stunden Klinikaufenthalt kann die Frau nach Hause und ist in der Regel schnell wieder erholt.

Vor der Operation erfolgt eine gynäkologische Untersuchung, um die Diagnose zu bestätigen und mögliche Infektionen (Entzündungen) zu erkennen, die zu Problemen führen könnten. Nach der Betäubung wird über einen kleinen Schnitt in der Leistengegend ein Katheter (Sonde) in die Leistenarterie eingeführt und vorsichtig in die gegenüberliegende Arteria uterinae, eines der beiden Hauptblutgefäße der Gebärmutter, vorgeschoben. Für die entsprechenden Fachärzte und Fachärztinnen der Radiologie und Gefäßchirurgie eine routinierte Methode zur Behandlung von Tumoren in anderen Organen.

Vor dem Beginn der Embolisation wird eine Röntgenaufnahme (Arteriogramm) gemacht, um die das Myom und die Gebärmutter versorgenden Gefäße zu erkennen. Durch den dünnen flexiblen Schlauch werden dann unter Röntgenkontrolle langsam Kunststoffgranulate (Polyvinylalkohol-Partikel) in der Größe von Sandkörnern in die Blutbahn eingebracht, um die Blutzufuhr zu unterbrechen. Da die Myome besonders gefäßreich sind, fließen die Partikel zuerst dorthin und verkeilen sich dort. Innerhalb weniger Minuten werden die Blutgefäße dadurch verschlossen. Anschließend wird mit Hilfe eines zweiten Katheters die andere Seite embolisiert. Die Gebärmutter wird nach wie vor durch andere Gefäße mit Blut versorgt. Zum Schluss wird ein zweites Arteriogramm erstellt, um den Erfolg der Behandlung zu überprüfen.

An der Universitätsklinik in Frankfurt hat sich mittlerweile bewährt, in einem Abstand von vier Wochen zuerst die eine Arterie und dann die der anderen Seite zu verschließen, um das Ausmaß der nachfolgenden Schmerzen zu reduzieren. Die Schmerzen entstehen durch den Sauerstoffmangel im Myomgewebe. In der Folge bildet sich innerhalb von mehreren Monaten bis zu einem Jahr das Myom langsam zurück, es wird kleiner und die damit verbundenen Beschwerden reduzieren sich oder verschwinden ganz. Die Operation dauert insgesamt ungefähr eine Stunde.

Mögliche Folgen und Komplikationen

Schwere Komplikationen wie Infektionen oder das dauerhafte Ausbleiben der Menstruation kamen bisher entweder nicht oder in nur bis zu 3 Prozent der Fälle vor. Bei weniger als einem Prozent der operierten Frauen musste die Gebärmutter auf Grund mangelnder Blutversorgung und schwerer Infektion entfernt werden.

Ein Problem für alle Frauen sind die üblicherweise auftretenden Schmerzen, bedingt durch den plötzlichen Sauerstoffmangel. Sie bestehen meist nur einige Tage lang und werden mit Medikamenten behandelt. Die Operation selbst ist schmerzfrei. Im Anschluss an die Operation können Schwindel und Fieber auftreten. Manche Frauen fühlen sich noch einige Tage lang müde und unwohl. Bei den meisten halten die Beschwerden eine bis maximal zwei Wochen an. Das Ausmaß der Röntgenstrahlung wird von den Ärzten und Ärztinnen als verträglich eingestuft.

Nachteile

Die Methode ist neu und die bisherigen Verlaufskontrollen sind nicht älter als ein Jahr. Aussagen darüber, wie lange der Erfolg anhalten wird beziehungsweise ob und wie schnell es zu neuem Myomwachstum auf Grund sich neu bildender Gefäße (Kollaterale) kommen kann, können nicht gemacht werden. Die Embolisationstherapie ist aber jederzeit wiederholbar.

Weitere Nachteile bestehen in der Infektionsgefahr durch absterbendes Gewebe und den nachfolgenden Schmerzen. Es sind zwar weltweit einige Frauen nach der Embolisationstherapie bereits schwanger geworden, über die Wahrscheinlichkeit und den Verlauf von Schwangerschaften fehlen jedoch genauere Daten. Unerforscht ist, wie sich die Embolisationstherapie auf den Menstruationszyklus auswirkt. Einige Frauen, die wohl kurz vor der Menopause standen, hatten nach der Operation keine Blutung mehr. Allerdings hat die Mehrheit der Frauen nach der Embolisation weniger starke Blutungen und regelmäßige Zyklen.

Vorteile

Im Vergleich zu einer Gebärmutterentfernung oder einer abdominalen Myomenukleation stellt die Embolisationstherapie eine äußerst minimale operative Behandlung dar mit sehr schneller und in der Regel komplikationsloser Genesungszeit. Eine Narkose mit entsprechenden Belastungen wird vermieden. Sie ist für jede Art und Lage von Myomen geeignet. Und die bisherigen Studien und Erfahrungen belegen eine recht hohe Erfolgsrate bei 70 bis 90 Prozent der behandelten Frauen. Gebessert haben sich dabei die Blutungsstörungen und Unterbauchbeschwerden. Die Gebärmutter wird insgesamt um 30 bis 40 Prozent kleiner und die Myome verschwinden zum Teil ganz oder verkleinern sich um mindestens die Hälfte ihrer Größe.

In den USA scheint sich diese neue Methode trotz der Vorbehalte vieler Gynäkologen und Gynäkologinnen derzeit durchzusetzen. Der Gynäkologe Bruce McLucas von der Universität in Kalifornien in Los Angeles, einer der Pioniere bei der Einführung der Embolisationstherapie meint dazu: *Wir müssen die anderen Gynäkologen schulen. Embolisation ist nicht experimentell. Jeder, der damit zu tun hat, sagt, dass sie funktioniert.*

Ein Hindernisgrund ihrer Anwendbarkeit ist die dafür nötige Zusammenarbeit zwischen den verschiedenen Fachdisziplinen. Sie benötigen einen Gynäkologen oder eine Gynäkologin, die Sie in eine röntgenologische Abteilung zur Operation einweist. Es besteht aber die Möglichkeit, sich direkt an die Universitätsklinik in Frankfurt zu wenden oder in Frauengesundheitszentren nachzufragen, da die Embolisationstherapie wahrscheinlich auch in anderen Kliniken über kurz oder lang eingeführt wird.

Lassen Sie sich nicht davon abschrecken, wenn Ihr Arzt, Ihre Ärztin und sogar eine auf Myomoperationen spezialisierte Klinik darüber (noch) nichts weiß oder dem Verfahren ablehnend gegenübersteht! Zur Finanzierung muss ein Kostenvorschlag bei der Kasse eingereicht und dort bewilligt werden. Hier lohnt es sich, hartnäckig zu sein, denn eine größere Operation ist für die Kasse um ein Vielfaches teurer, von den Risiken für Ihre Gesundheit ganz abgesehen. Sie können auf die bisherigen positiven Studienergebnisse verweisen.

VI. Operationen bei Senkung und Harninkontinenz

Bei Bindegewebsschwäche, Überlastung durch Geburten und schwerer Arbeit kann es zu einer Senkung der Gebärmutter und ihrer Nachbarorgane Blase und Darm kommen. Die Gebärmutter rutscht dabei tiefer in die Vagina hinein. Wird der Gebärmuttermund in der Vaginalöffnung sichtbar, so handelt es sich um einen teilweise vorliegenden Gebärmuttervorfall (Partialprolaps). Ein vollständiger Gebärmuttervorfall (Totalprolaps) bedeutet eine aus der Vagina herausgetretene Gebärmutter. Die Schwäche und mangelnde Elastizität des gesamten Beckenbodens kann zu einer Aussackung der Blase in den Vaginalraum führen, was als Zystozele bezeichnet wird, und/oder zu einer Vorwölbung des Darmes, einer Rektozele. Je nach Ausprägung der Senkungserscheinung und der Begleitsymptome werden verschiedene Therapien angeboten.

Eine häufige Folge der Gebärmuttersenkung resultiert in der Schwierigkeit, den Urin vor allem bei Belastungen halten zu können. Beide Diagnosen – Gebärmuttersenkung und Harninkontinenz – stellen nach wie vor einen der drei Hauptgründe für eine Gebärmutterentfernung dar. Bei Mitbeteiligung von Blase und/oder Darm wird diese Operation durch die sogenannte vordere und hintere Plastik ergänzt. Seit 1890 wurden insgesamt ungefähr 300 verschiedene Operationsmethoden entwickelt, die mehr oder weniger erfolgreich Inkontinenzprobleme beseitigen sollten. Aus Schweden existiert nun eine relativ neue, erfolgreiche minimalinvasive Methode zur Behandlung der Stress-Harninkontinenz (TVT). Bei Gebärmuttersenkung und Harninkontinenz ist es grundsätzlich wichtig, regelmäßig Beckenbodengymnastik auszuüben. Operationen können vermieden oder deren Heilwirkung unterstützt werden.

Alternativen zur Hysterektomie bei Gebärmuttersenkung und Harninkontinenz:

- Beckenbodentraining
- Vaginalplastik
- Pessare
- TVT (Tension Free Vaginal Tape)

1. Vaginale Gebärmutterentfernung mit vorderer und hinterer Plastik

Bei fortgeschrittener Senkung und Harninkontinenz (Stress- oder Belastungsinkontinenz) stellt diese Methode unter Entfernung der Gebärmutter durch die Vagina nach wie vor die Standardoperation dar. Vielen Frauen wird diese Operation entsprechend ihres fortgeschrittenen Alters oder ihrer abgeschlossenen Familienplanung angeraten. Dabei wird nach Entfernung der Gebärmutter durch die Vagina ▶▶Vaginale Hysterektomie◀◀ die sogenannte vordere und hintere Plastik angeschlossen. Plastisch heißt formend und bedeutet in diesem Zusammenhang eine die ursprüngliche Anatomie wiederherstellende Operation. Ziel ist es, das Gewebe zu straffen und zu verstärken, um die Organe an ihrem eigentlichen anatomischen Ort zu fixieren. Die beabsichtigte *Korrektur* der Senkung von Vagina und Gebärmutter ist innnerhalb der Gynäkologie die am häufigsten durchgeführte plastische Operation. Eine Drang- oder Urge-Inkontinenz (nervlich bedingte Blasenstörung) kann damit nicht behandelt werden.

Beschreibung der Operation
Art der Narkose und Dauer der Rekonvaleszenz entsprechen in etwa denen einer vaginalen Hysterektomie. Allerdings kann die Wundheilung länger dauern, da durch die plastische Operation mehr Gewebe geschnitten, verändert und genäht wird. Obwohl kein Bauchschnitt nötig ist, handelt es sich um eine größere Operation. Sie nimmt ungefähr eineinhalb Stunden Zeit in Anspruch. Nach der Operation ist eine dauerhafte Schonung unbedingt notwendig, da schweres Heben und andere Belastungen zu einer erneuten Senkung führen können.

Die gesamte Operation verläuft über die Vagina. Zuerst wird die Gebärmutter wie im Kapitel ▶▶Vaginale Hysterektomie◀◀ beschrieben, entfernt. Dann wird operativ versucht, aus dem auseinander gewichenen, zwischen Blase und Vagina liegenden, Bindegewebe ein festes Bindegewebslager zu formen, um die Harnröhre neu zu stabilisieren und die Blase oben zu halten. Dazu wird ein schmaler Streifen der Vaginalhaut in Längsrichtung weggeschnitten und die Vagina fest mit den Bändern verbunden, die zuvor die Gebärmutter gehalten hatten. Da die Vaginalwände meist durch die Senkung überdehnt worden sind, muss ein Teil der Vaginalhaut entfernt werden. Die Vagina ist anschließend enger als vorher. Danach wird die Wunde in der Vagina geschlossen beziehungsweise genäht. Hierbei handelt es sich um die sogenannte vordere Plastik.

Liegt eine Darmsenkung (Rektozele) vor, wird zusätzlich die sogenannte hintere Plastik durchgeführt. Dabei wird die hintere Vaginalhaut von der Darmaussackung gelöst. Die dahinter liegenden Muskeln klaffen meist weit auseinander und werden wie das Bindegewebe zur Unterstützung des Darmes genutzt. Anschließend werden ein schmaler Streifen aus der Vagina sowie ein Stück Dammhaut abgeschnitten und die Vaginalränder und die Dammhaut wieder vernäht. Dabei wird die Vagina mehr gestrafft und beim Dammaufbau muss darauf geachtet werden, diesen nicht zu hoch zuzunähen.

Mögliche Komplikationen und Folgen

Die Komplikationen während der Operation und die Schwierigkeiten beim Heilungsverlauf entsprechen denen einer Gebärmutterentfernung. Zusätzliche Probleme entstehen durch eine zu straff gezogene Blase mit Schmerzen beim Wasserlassen und einer allgemein sehr gereizten Blase. Meist ist nach der Operation ein mehrtägiges Blasentraining nötig, um die Blase an ihre neue Lage zu gewöhnen und ihre Tätigkeit zu aktivieren. Eine zu eng genähte Vagina oder ein zu hoch genähter Damm können für starke Beschwerden beim Geschlechtsverkehr verantwortlich sein. Vernarbtes Gewebe der Vaginalhaut und das Fehlen des Gebärmutterhalses mit seinen sekretbildenden Drüsen führen zu einer schlechteren Befeuchtung und Dehnbarkeit der Vagina mit entsprechenden Problemen im sexuellen Bereich. Es wird dazu geraten, spätestens vier Wochen nach der Operation wieder Geschlechtsverkehr zu haben, da sonst die Gefahr der Schrumpfung und weiteren Verengung der Vagina durch fortschreitende Narbenbildung besteht ▶▶Mögliche Folgen einer Gebärmutterentfernung◀◀.

Nachteile

Ursprüngliche Beschwerden, die durch diese *formgebende* Operation behandelt werden sollen, wie Harninkontinenz und Senkungsprobleme, können bereits nach relativ kurzer Zeit wieder auftreten. Wahrscheinlich haben die Gebärmutter und deren Entfernung kaum Einfluss auf eine Harninkontinenz. Eine Drang-Harninkontinenz kann nicht mit dieser Operation behandelt werden. Die Ergebnisse der operativen Behandlung von Mischformen der Inkontinenz und der reinen Stress-Inkontinenz sind wenig zufriedenstellend: 40 Prozent der Frauen leiden bereits ein halbes Jahr nach der Operation wieder an Inkontinenz, bei einigen Frauen verschlechtert sich die Inkontinenz und bei einigen wenigen tritt eine absolute Harninkontinenz ein (Ehret-Wagener 1994).

Manche Frauen erleben diese Operation als verstümmelnd und bis vor einigen Jahren war es nicht selbstverständlich, bei jeder älteren Frau unbedingt die Vagina erhalten zu wollen. Vernarbungen in der Vagina können zu erheblichen Beeinträchtigungen führen. Oft folgen weitere operative Behandlungen.

Vorteile
Für manche Frauen kann diese Methode zu einer Besserung ihrer ursprünglichen Beschwerden führen, die allerdings, um beständig zu bleiben, durch eine längere Schonzeit nach der Operation und regelmäßiges Beckenbodentraining unterstützt werden muss.

Aber auch in allen anderen Fällen ist eine Gebärmutterentfernung als ‚Therapie' der Harninkontinenz eher fragwürdig. (...) Es ist wahrscheinlich, dass die Gebärmutter sogar völlig unschuldig an der Inkontinenz ist. Grundsätzlich gilt also, dass erst alle konservativen Behandlungsmethoden ausgeschöpft sein sollten, bevor eine Operation ins Auge gefasst wird (Dr. med. Ehret-Wagener 1994).

2. Kolposuspension (Anhebung von Vagina und Blase)

Die Kolposuspension wird nach ihrem Begründer *Burch-Operation* genannt und wird zur chirurgischen Behandlung der Stress-Harninkontinenz angewendet. Sie ist per Bauchschnitt (offene Kolposuspension) und per Bauchspiegelung (pelviskopische Kolposuspension) möglich. Die Methode ist allerdings laparoskopisch sehr kompliziert und schwierig in ihrer Durchführung. Sie kann mit einer vaginalen Operation, das heißt mit einer Gebärmutterentfernung durch die Vagina, kombiniert werden. Die Kolposuspension oder Operation nach Burch ist nicht geeignet zur Behandlung einer Drang- oder Urge-Inkontinenz (nervlich bedingte Blasenschwäche).

Die operative Veränderung des Winkels zwischen Blase und Harnröhre und die Anhebung der Harnröhre führen zu besseren Ergebnissen bei der

Behandlung der Stress-Harninkontinenz als eine reine Gebärmutterentfernung. Dem zugrunde liegt die Vorstellung, dass hauptsächlich eine entsprechende Druckübertragung auf das obere Ende der Harnröhre zur Abdichtung führt. Wichtig ist daher die Verlagerung des Blasenhalses nach oben, damit es bei Belastungen zu einer Verbesserung der Druckübertragung auf die Harnröhre kommt. Jedoch können die vielversprechenderen Ergebnisse bei dieser Methode nach einiger Zeit wieder nachlassen.

Mögliche Komplikationen und Folgen
Während der Operation sind Verletzungen der Blase und Harnleiter möglich. Wenn die Harnleiter abgeknickt werden, kommt es zu einem Harnstau. Wurde die Blase zu straff angezogen (Überkorrektur), kommt es in der Folge zu Blasenentleerungsstörungen und Schmerzen. Harnwegsinfekte und andere Infektionen mit Fieber können unmittelbar nach der Operation auftreten. Auch Instabilität der Blasenmuskulatur, die für die Entleerung zuständig ist, kann eine Folge sein.

Wichtig bei allen Operationsmethoden ist es, selbst den Behandlungserfolg zu unterstützen:

- Durch regelmäßig ausgeübte Beckenbodengymnastik
- Vermeidung eines zu hohen Drucks auf den Beckenboden beim Husten, Lachen, Niesen und anderen Belastungen durch das Zusammenpressen der Beckenbodenmuskulatur
- Vermeidung von zu schwerem Heben und starker Belastung
- Gesunde, ballaststoffreiche und mineralstoffreiche Ernährung
- Vermeidung von Übergewicht

3. TVT – Tension Free Vaginal Tape (Minimal Invasive Operation mit einem spannungsfreien Vaginalband)

TVT, eine neue Operationsmethode, wurde vor zirka sieben Jahren in Schweden entwickelt und hat sich dort mittlerweile zur Standardmethode bei der operativen Behandlung der Harninkontinenz herausgebildet. Es handelt sich um eine sehr kleine (minimal-invasive) Operation zur Behandlung der Stress-Harninkontinenz und der Mischform Stress/Dranginkontinenz. Da eine Vollnarkose nicht nötig ist, ist diese Methode besonders für ältere Frauen und für Frauen mit erhöhtem Narkoserisiko geeignet. Das Prinzip der Methode besteht in der Unterstützung der Harnröhre mit Hilfe eines Bandes, damit diese beim Husten, Lachen, Niesen und bei ähnlichen Belastungen auf Widerstand stößt und gehalten wird. Dieses Wirkprinzip scheint wesentlich effektiver zu sein, als die Korrektur des Winkels zur Blase oder die Gebärmutterentfernung. Für eine Inkontinenz sind hauptsächlich die Erschlaffung des die Harnröhre umgebenden Muskel- und Bindegewebes verantwortlich sowie die nachlassende Spannung des zum Venusbein ziehenden Bandes und der Vagina im Blasenhalsbereich. Entsprechend dieser Annahme (Integritätstheorie) sollen also mit Hilfe des Bandes jene Funktionen gestützt, zum Teil ersetzt und zu erneutem Zusammenwirken gebracht werden.

Im Vorfeld muss sowohl von gynäkologischer als auch von urologischer Seite abgeklärt werden, ob diese Methode für die jeweilige Frau sinnvoll ist. Wie bei den anderen Operationsmethoden kann damit nur eine Stress-Harninkontinenz behandelt werden. Handelt es sich um eine Mischform von Stress/Dranginkontinenz bleiben im Anschluss die Symptome der Dranginkontinenz bestehen und müssen auf anderem Wege, zum Beispiel mit Hilfe von Blasentraining, Elektrostimulation und Medikamenten behandelt werden. Der Operation sollten im Vorfeld Therapieformen wie Beckenbodentraining, pflanzliche oder homöopathische Heilmittel vorausgehen, denn auch eine sanfte Operation kann nur am Ende der Behandlungskette stehen. Für einen langfristigen Erfolg ist es wichtig, im Anschluss an diese Operation, den Beckenboden regelmäßig zu trainieren.

Da diese Operationsmethode in Deutschland erstmals Ende 1997 eingeführt wurde, wird sie (noch) nicht in allen Kliniken angeboten und ist nicht allen niedergelassenen Gynäkologen und Gynäkologinnen als Alternative zu den anderen, schwerwiegenden Verfahren vertraut. Daher kann es erforderlich sein, dass Sie Ihren Arzt oder Ihre Ärztin gezielt darauf ansprechen müssen oder sich bei anderen Institutionen wie Frauengesundheitszentren Informationen dazu geben lassen.

Beschreibung der Operation

Die Operation dauert in der Regel nur dreißig Minuten und wird bei örtlicher Betäubung durchgeführt. Dadurch ist die Frau während der Operation ansprechbar und der Erfolg kann direkt getestet werden. Eine Vollnarkose ist möglich. Einige Stunden nach der Operation kann die Frau wieder herumlaufen und bleibt zirka drei Tage in der Klinik. Im Durchschnitt beträgt die Dauer der Krankschreibung zwischen zehn und vierzehn Tagen. Während dieser Zeit sollten nicht mehr als zwei bis drei Kilo gehoben werden, da es zu einem Verrutschen des Bandes kommen kann. Vollbäder und Geschlechtsverkehr sind für zirka vier Wochen nicht möglich.

Die operative Behandlung selbst ist schmerzfrei. Es sind nur drei kleine Schnitte, zwei direkt über dem Venusbein und einer in der Vaginalwand, nötig. Durch den Vaginalschnitt wird ein Band mit zwei Nadeln nach außen durch die Bauchwand hindurchgeführt, so dass es unter der Harnröhre zum Liegen kommt. Noch während der Operation wird die Blase mit einer Kochsalzlösung gefüllt und die Frau aufgefordert, zu husten. So kann festgestellt werden, ob sie bereits kontinent ist, das heißt bei Belastung – Husten – den Urin halten kann oder ob eine feinere Einstellung des Bandes nötig ist. Nach erfolgreicher Einstellung wird das Band an beiden Enden kurz unterhalb der Haut gekürzt. Es unterstützt nun in seiner spannungsfreien Lage die Harnröhre und kann auf Grund seiner besonderen Materialbeschaffenheit nicht verrutschen. Es ist gut verträglich und wurde bisher in keinem der Fälle wieder abgestoßen. Es scheint eher im Laufe der Zeit mit dem körpereigenen Gewebe zu verwachsen. Ein Blasenkatheter ist im Anschluss an diese Operation nur selten nötig.

Mögliche Folgen und Komplikationen

Komplikationen während oder nach der Operation sind bisher nur selten aufgetreten. Während der Operation kann es zu Verletzungen der Blase kommen und nach der Operation sind manchmal Schmerzen vorhanden. Verletzungen der Blase verheilen folgenlos, allerdings muss dann für wenige Tage ein Blasenkatheter gelegt werden. In einigen Fällen können Blutungen in und außerhalb der Blase auftreten, die meist von alleine wieder aufhören. Nur in sehr seltenen Fällen (weniger als einem Prozent) ist ein Bauchschnitt zur Behandlung von Blutungen nötig. Nach einigen Wochen kann es zu vermehrtem Ausfluss kommen.

Nachteile

Erfahrungen mit TVT liegen erst seit maximal sechs bis sieben Jahren vor. Über einen langfristigen Erfolg gibt es noch keine Studien. Die längsten Verlaufskontrollen betragen bisher drei bis fünf Jahre. Festgestellt wurde, dass die Wirkung des Bandes jährlich um zirka ein Prozent nachzulassen scheint, was bei jüngeren Frauen nach vielen Jahren eine zweite Operation nötig machen würde. Allerdings ist es grundsätzlich möglich, TVT ein weiteres Mal durchzuführen.

Vorteile

Es handelt sich um die am wenigsten eingreifende Operationsmethode zur Behandlung der Stress-Harninkontinenz. Eine Vollnarkose ist nicht nötig. Nach derzeitigen Ergebnissen handelt es sich um eine erfolgreichere Methode als die bisher üblichen Operationen und die behandelten Frauen äußern sich positiv über ihre Erfahrungen.

Ergebnisse

Bisherige Untersuchungen über den Erfolg von TVT: Nach zwei bis drei Jahren waren 84 bis 86 Prozent der Frauen geheilt und bei 5 bis 11 Prozent waren die Symptome deutlich besser (nach Bettin 2000).

VII. Gebärmutterentfernung (Hysterektomie, Uterusextirpation)

Heute besteht bei den Gynäkologen und Gynäkologinnen eine eindeutige Tendenz zur Entfernung der Gebärmutter über die Vagina, die als Routineoperation gehandhabt und gleichzeitig als Krebsprophylaxe angesehen wird. Die Entfernung der Gebärmutter per Bauchschnitt wird mittlerweile nur noch in wenigen Fällen durchgeführt, zum Beispiel bei Krebs, sehr großer Gebärmutter und wenn starke Verwachsungen vorliegen. Über die Vagina kann allerdings nur eine bewegliche und nicht zu große Gebärmutter entfernt werden, so dass diese Methode häufiger bei sogenannten weichen, also nicht zwingend notwendigen Indikationen, Anwendung findet. Welche Operationsmethode letztendlich bevorzugt wird, unterliegt sowohl objektiven als auch subjektiven Gründen, wobei letztere eindeutig überwiegen und mit der Erfahrung und Einstellung des Operateurs oder der Operateurin zu tun haben.

1. Die Gründe für eine Gebärmutterentfernung

Nach wie vor werden die meisten Hysterektomien auf Grund der Diagnose Myome durchgeführt, während Gebärmutterkrebs der seltenste Grund darstellt ▸▸Einführung◂◂. Manche Ärzte und Ärztinnen sind der Ansicht, bei Myomen bestehe kein Anlass für eine Hysterektomie, es sei denn, es bestünden Beschwerden, das Myom wachse sehr schnell oder auf ausdrücklichen Wunsch der Frau. Andere Ärzte operieren dagegen bei Myomen ab einer bestimmten Größe grundsätzlich die Gebärmutter heraus, auch wenn keinerlei Beschwerden bestehen. Für einige Ärzte ist eine starke Gebärmuttersenkung eine unumgängliche Indikation für die Hysterektomie, während andere nur operieren, wenn keine andere Behandlung mehr möglich ist und starke Beschwerden bestehen.

Je nach Klinik, bevorzugter Operationsform und zeitlichem Trend werden die Indikationen für eine Hysterektomie mehr oder weniger großzügig gestellt. In nur zirka 5 bis 10 Prozent aller Hysterektomien handelt es sich um sogenannte harte Indikationen, also um Krebs oder andere schwere Erkrankungen. Werden noch 10 Prozent aus den Gruppen Myome und Blutungsstörungen hinzugezählt, wobei auf Grund des Ausmaßes der Beschwerden eine Hysterektomie unumgänglich und wünschenswert ist, so handelt es sich um maximal 15 bis 20 Prozent tatsächlich als nötig erweisende Hysterektomien (Infratest 1990, Kirstges 1995, Kleine-Gunk 1997).

Streng genommen gibt es nur wenige Frauenkrankheiten, die eindeutig eine Hysterektomie notwendig machen. Zumeist sind es sogenannte „gemischte" oder gar „weiche" Indikationen, die an eine Operation denken lassen. Dabei besteht bei den Frauen der Wunsch, die eine oder andere Unannehmlichkeit loszuwerden, das eine oder andere Symptom zu verlieren oder auch nicht mehr über Empfängnisverhütung nachdenken zu müssen, im Vordergrund. Wenn Frauenärzte und Frauenärztinnen keine andere Ursache für die vorgetragenen Beschwerden finden, neigen sie gelegentlich dazu, erhobene Befunde ein wenig größer und dramatischer darzustellen, als sie sind (Dr. Ehret-Wagener 1994).

Medizinische Indikationen für eine Hysterektomie:

- Krebs des Gebärmutterkörpers oder des Gebärmutterhalses
- Carcinoma in situ (Zellveränderungen/Dysplasien am Gebärmutterhals der Stufe PAP IVA/IVB)
- Myome, vor allem bei großem Uterus myomatosus, schnellem Wachstum, starken Beschwerden wie Blutungsstörungen und Beeinträchtigung der anderen Organe
- Blutungen, chronische und therapieresistente, die zur Anämie (Blutarmut) führen
- Extreme Gebärmuttersenkung und Senkung mit Harninkontinenz
- Starke Endometriose, die medikamentös nicht therapierbar ist

2. Die verschiedenen Operationsmöglichkeiten

Die unterschiedlichen Operationsmethoden zur Entfernung der Gebärmutter unterscheiden sich zum einen durch den Operationszugang über die Vagina oder einen Bauchschnitt und zum anderen durch den Umfang der Operation selbst.

Bei einer vaginalen Hysterektomie wird prinzipiell immer die gesamte Gebärmutter mit dem Gebärmutterhals entfernt. Die Operation über Bauchschnitt – abdominale Hysterektomie – ermöglicht dagegen den Erhalt des Gebärmutterhalses (subtotale Hysterektomie). Diese Art der Gebärmutterentfernung, die suprazervikale Hysterektomie (Entfernung

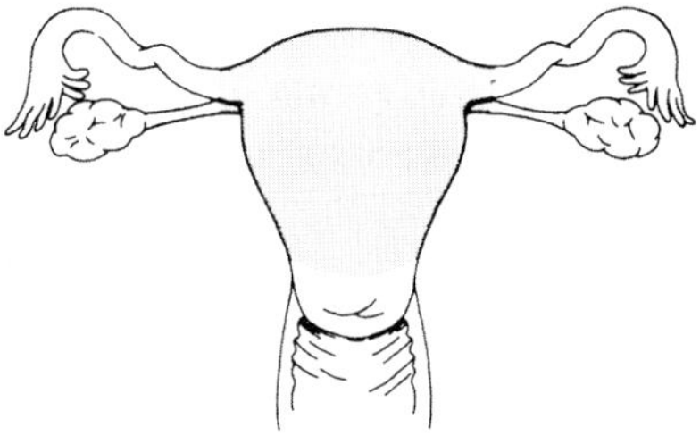

Entfernung der Gebärmutter
Zervix bleibt erhalten

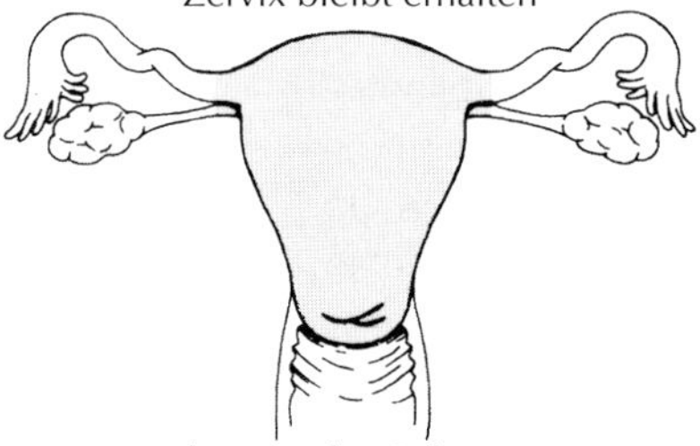

Entfernung der Gebärmutter
einschließlich Zervix

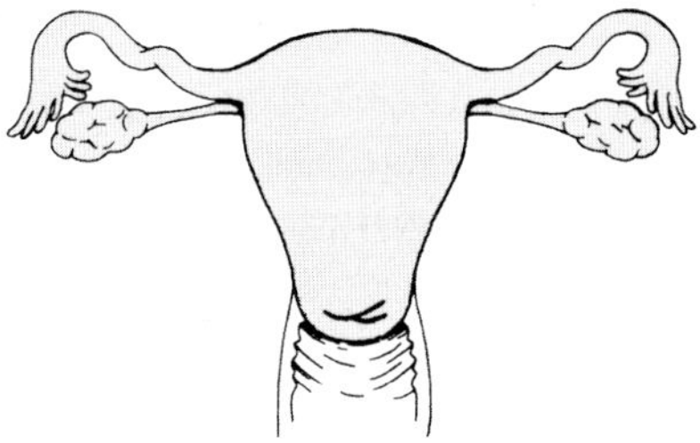

Entfernung der Gebärmutter einschließlich
Zervix und beider Eierstöcke

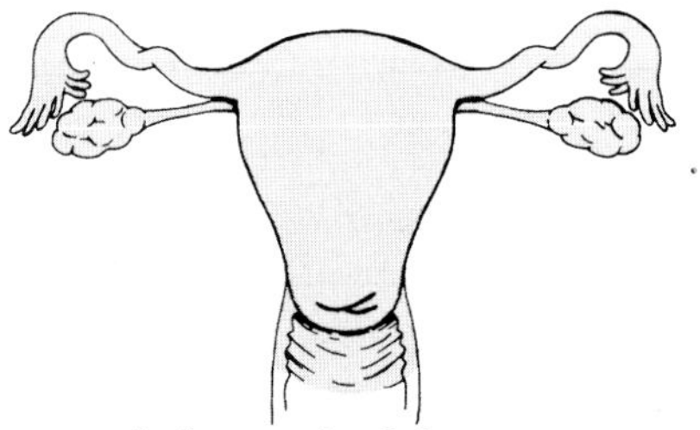

Entfernung der Gebärmutter
einschließlich der Zervix, beider Eierstöcke
und des oberen Scheidenanteils

Abb. 4 Gebärmutterentfernung
**Unser Körper Unser Leben - Ein Handbuch von Frauen für Frauen 2, 1988*

oberhalb des Gebärmutterhalses) genannt wird, führen nur wenige Ärzte oder Ärztinnen und nur auf ausdrücklichen Wunsch der Frau durch. Prinzipiell ist eine laparoskopische suprazervikale Hysterektomie, das heißt eine Gebärmutterentfernung über eine Bauchspiegelung, möglich, die so gut wie nie durchgeführt wird, da die Operation sehr lange dauert (3 bis 4 Stunden) und durch den nicht mitentfernten Gebärmutterhals das Risiko eines Gebärmutterhalskrebses bestehen bleibt. Die laparoskopisch assistierte Hysterektomie, eine Kombination aus vaginaler Hysterektomie und Bauchspiegelung, wurde bisher nur in Einzelfällen, vor allem bei sogenannten Risikogruppen angewendet.

In der Regel wird bei einer Hysterektomie der Gebärmutterkörper zusammen mit dem Gebärmutterhals entfernt. Erst seit einigen Jahren wird vereinzelt über die Wiedereinführung der organschonenden subtotalen Hysterektomie (Entfernung des Gebärmutterkörpers), die bisher als veraltet galt, erneut diskutiert.

Gebärmutterentfernung per Bauchschnitt (Abdominale Hysterektomie)

Mit Hilfe eines Bauchschnittes wird im allgemeinen operiert, wenn aus operationstechnischen Gründen die vaginale Entfernung der Gebärmutter nicht möglich ist. Diese Operation wird in sofern als vorteilhaft eingeschätzt, da sie wesentlich übersichtlicher ist als die vaginale Hysterektomie. Sie wird grundsätzlich durchgeführt bei einer stark vergrößerten Gebärmutter mit vielen Myomen, bei begleitenden Erkrankungen der Eierstöcke, bei ausgedehnten Verwachsungen und bei Krebserkrankungen zur Entfernung der Lymphknoten.

Beschreibung der Operation

Die Operation findet in Vollnarkose statt und anschließend ist ein Krankenhausaufenthalt von ungefähr acht bis vierzehn Tagen nötig. Eine gute Möglichkeit der Regeneration bietet eine Anschlussheilbehandlung, die noch während des Klinikaufenthaltes beantragt und bis zu vierzehn Tagen danach begonnen werden muss ▸▸Möglichkeiten der Nachsorge◂◂. Insgesamt muss mit einer Arbeitsunfähigkeit zwischen vier und sechs Wochen gerechnet werden und manche Frauen benötigen noch mehr Zeit bis zur vollständigen Rekonvaleszenz. Die Hysterektomie wird innerhalb der Schulmedizin als eine der großen Bauchoperationen eingestuft. Sie dauert ungefähr eineinhalb Stunden, je nach Umfang der Operation, inklusive Narkoseeinleitung.

Der Bauchschnitt heißt auch *Pfannenstielschnitt* und wird ungefähr zehn Zentimeter waagrecht entlang der Venushaargrenze gezogen. In seltenen Fällen, zum Beispiel nach vielen Bauchoperationen, einer stark vergrößerten Gebärmutter und bei starken Verwachsungen muss mit einem Längsschnitt vom Bauchnabel abwärts bis zum Venusbeinknochen operiert werden.

Nach Eröffnung der Bauchdecke werden die weiblichen Organe im kleinen Becken liegend sichtbar. Sie sind schützend umhüllt vom Bauchfell, das wie ein Tuch das Becken und die Organe auskleidet. Um die Gebärmutter zu entfernen, muss sie aus den umgebenden Organen herausgelöst werden. Dazu werden die Eileiter und die Bauchfellfalte, in der die Eierstöcke sitzen, am Gebärmutterkörper abgetrennt. Auch die Blutgefäße, die entlang der Gebärmutter verlaufen und die Eierstöcke versorgen, müssen durchtrennt und abgebunden werden. Zwei weitere Arterien, die direkt der Bauchschlagader entspringen, versorgen danach jeweils alleine die Eierstöcke mit Blut. Dann wird das Bauchfell, das die Gebärmutter und die Blase bedeckt, durchtrennt und die Blase von der Gebärmuttervorderwand gelöst. Die Gebärmutter wird von ihren seitlichen Bauchfellfalten abgesetzt und die nach hinten zum Kreuzbein verlaufenden Bänder müssen durchtrennt werden. Zum Schluss muss noch die Verbindung des Gebärmuttermundes mit der Vagina gelöst werden. Die Vagina wird bei einer Entfernung der gesamten Gebärmutter (totale Hysterektomie) geöffnet und so gebärmutternah wie möglich abgeschnitten. Nun liegt die Gebärmutter mit Gebärmutterhals und Muttermund frei und kann dem Beckenraum entnommen werden. Die Vagina und das Bauchfell werden dann mit Nähten wieder verschlossen. Und am Ende der Operation wird der Unterbauch in Schichten wieder sorgfältig vernäht. Sichtbar bleibt nach abgeschlossener Wundheilung eine kleine, quer verlaufende Hautnaht.

Nachteile

Komplikationen kommen etwas häufiger vor als bei einer vaginalen Hysterektomie. Auf Grund des Schnittes durch die Bauchdecke sind Wundheilungsstörungen und Schmerzen möglich. Die Unterleibsmuskulatur kann schmerzen und braucht oft lange, bis sie wieder gut arbeitet. Auch die Rekonvaleszenz dauert im allgemeinen länger. Nach der

Operation können Probleme mit dem Darm auftreten und sich Verwachsungen herausbilden. Bei der Entfernung der gesamten Gebärmutter kann sich das anschließende Fehlen von Drüsen und des sensiblen Nervengeflechts im Gebärmutterhals als vermindertes Feuchtwerden in der Vagina und eingeschränktes Lustempfinden bemerkbar machen.

Vorteile

Durch den Bauchschnitt sind die Organe gut einzusehen und zu operieren. Eine durch Myome vergrößerte Gebärmutter kann auf diesem Wege leichter und vorsichtiger entfernt werden. Sollte es zu Komplikationen kommen, sind die Gefäße und Organe direkt und schnell erreichbar. Bei einer Bauchoperation ist es möglich, die Eierstöcke an die Beckenwand zu schieben, um nachfolgende Schmerzen beim Geschlechtsverkehr zu vermeiden. Nur mittels Bauchschnitt oder Bauchspiegelung kann die Gebärmutter unter Beibehaltung des Gebärmutterhalses entfernt werden ▶▶Gebärmutterkörperentfernung◀◀.

Zur Schnittführung

Der Schnitt beziehungsweise die im Heilungsprozess entstehende Narbe ist für die Frau das einzig äußerlich Sichtbare, das sie an die Operation erinnert. Die meisten Frauen legen großen Wert auf eine kleine, unscheinbare Narbe und fühlen sich damit in ihrer körperlichen Integrität weniger verletzt. Manche Operateurinnen und Operateure sind bereit, mit einem möglichst kleinen und schonenden Schnitt umfangreichere Operationen durchzuführen, während andere schneller einen längeren Querschnitt oder einen Längsschnitt ausführen. Darum kann es im Vorfeld wichtig sein, diese Frage und die eigenen Wünsche mit dem operierenden Arzt oder der Ärztin zu besprechen.

Der Querschnitt, (medizinisch Pfannenstielschnitt oder suprasymphysärer Faszienquerschnitt) wird auch als *Bikinischnitt* bezeichnet, da er meist knapp über der Venushaargrenze gezogen wird und selbst sogar beim Tragen eines Bikinis bedeckt bleibt. Es ist möglich, den Schnitt etwas unterhalb der Venushaargrenze zu setzen, so dass ihn die nachwachsenden Haare vollständig bedecken. Er bietet weniger Raum gegenüber dem Längsschnitt und erfordert mehr Blutstillung und mehr Zeit. Die Wundheilung verläuft aber besser und die Entstehung von nachoperativen Bauchwandbrüchen wird vermieden. In der Regel ist der Schnitt nicht länger als zehn Zentimeter. Das waagrechte Durchschneiden betrifft allerdings nur die Hautschicht und das darunter liegende Fettgewebe. Alle weiteren Schichten der Bauchdecke werden in Längsrichtung Lage um Lage bis zur Nabelhöhe durchtrennt. Daher sind nach der Operation, wenn die Wunden verheilen, auch bei einem Querschnitt Schmerzen bis zum Nabel möglich. Das Verheilen der inneren Verletzungen und Wunden dauert wesentlich länger als das der äußeren Narbe ▶▶Mögliche Folgen einer Gebärmutterentfernung◀◀.

Der mediane Längsschnitt verläuft senkrecht in der Mitte des Unterbauches von der Venushaargrenze bis zum Bauchnabel und in manchen Fällen sogar darüber hinaus. Nacheinander werden die Haut, das Fettgewebe, Bindegewebe (Faszie), die Bauchmuskulatur und das Bauchfell durchtrennt, bis die inneren Organe frei liegen. Am Ende der Operation werden in umgekehrter Reihenfolge die Schichten einzeln wieder mit Nähten verschlossen. Eine Hautnaht nimmt zwar mehr Zeit in Anspruch als das Klammern, ermöglicht aber ein sorgfältiges Verschließen der Wunde und eine gute Narbenheilung. Bei voroperierten Frauen können Verwachsungen diese Form der Baucheröffnung nötig werden lassen. Auch bei Krebserkrankungen und der sogenannten radikalen Hysterektomie nach Wertheim, die beim Zervixkarzinom (Gebärmutterhalskrebs) vorgenommen wird, muss zur besseren Übersicht und zur Lymphknotenentfernung der Bauchschnitt längs gezogen werden ▶▶Operationen bei Krebserkrankungen◀◀.

Um besonders viel Raum und Übersicht zum Operieren zu haben, wurde vor allem früher in der Mitte zwischen Venushaargrenze und Nabel ein langer quer verlaufender Schnitt gezogen, der als hoher Querschnitt bezeichnet wird. Sowohl bei diesem als auch beim Längsschnitt entstehen nach dem Verheilen der Wunden größere und äußerlich gut sichtbare Narben. Aber auch hier sind durch sorgfältiges Operieren, durch Förderung der Wundheilung und Narbenpflege gut abgeheilte und weniger deutliche Narben möglich ▶▶Selbsthilfemaßnahmen und naturheilkundliche Begleitung◀◀.

Gebärmutterentfernung durch die Vagina (Vaginale Hysterektomie)

Hierbei wird die Gebärmutter durch die Vagina hindurch herausoperiert. Wichtig zu wissen ist, dass der Gebärmutterhals dabei immer mit entfernt wird und nicht erhalten werden kann!

Diese Methode ist für Frauen geeignet, deren Vagina gedehnt ist, beispielsweise nach mehreren Geburten. Sie wird immer bei starken Gebärmuttersenkungen angewendet mit gleichzeitiger operativer Rekonstruktion des Beckenbodens ▶▶Vaginale Gebärmutterentfernung mit vorderer und hinterer Plastik◀◀. Die häufigsten Indikationen sind neben der Gebärmuttersenkung, Blutungsanomalien und die Sterilisation bei Frauen ab vierzig Jahren. Weitere Gründe sind Verdacht auf Gebärmutterhalskrebs oder wenn sich dieser in einem frühen Stadium befindet. In seltenen Fällen wird bei Gebärmutterschleimhautkrebs vaginal operiert, wenn für die betroffene Frau eine größere Operation zu risikoreich ist.

Die vaginale Gebärmutterentfernung ist nicht möglich bei einer, beispielsweise durch Verwachsungen fixierten Gebärmutter, bei einer engen Vagina oder bei einer sehr stark vergrößerten Gebärmutter mit Myomen. Wenn entzündliche Veränderungen oder Krebserkrankungen vorliegen und eine genaue Untersuchung der Bauchhöhle nötig ist, sollte in der Regel nicht vaginal operiert werden.

Beschreibung der Operation
Die Operation findet in Vollnarkose statt oder selten bei Risikopatientinnen in Teilnarkose (Spinal- oder Periduralanästhesie). Der Klinikaufenthalt ist ein paar Tage kürzer als bei einem Bauchschnitt, in der Regel beträgt er vier bis sechs Tage. Die Operation dauert insgesamt ungefähr eine Stunde. Die Erholungszeit nach dem Klinikaufenthalt ist bedeutend kürzer, da eine große Bauchwunde vermieden wird. Im Hinblick auf Verwachsungen und Senkungen ist es wichtig, sich über eine längere Zeit zu schonen und körperliche Belastungen zu vermeiden.

Die gesamte Operation verläuft über die Vagina. Hierbei handelt es sich um eine Baucheröffnung, allerdings nicht von außen über die Bauchdecke, sondern von innen durch die Vagina. Dazu wird die Vaginalhaut von der Harnröhrenöffnung bis zum Gebärmutterhals aufgeschnitten und die Blase aus ihrer Verbindung mit Vagina und Gebärmutterhals gelöst. Der Gebärmutterhals wird umschnitten und die Gebärmutter aus dem sie umgebenden Gewebe heraus präpariert. Zum Schluss werden die Eileiter und die Mutterbänder durchtrennt, um die Gebärmutter herausnehmen zu können. Die Bauchfellwunde, die durchtrennten Eileiter und die Mutterbänder werden dann sorgfältig versorgt. Anschließend wird die Vagina mit selbstauflösenden Fäden vernäht, wobei ein kleiner Spalt für den Wundfluss freigelassen wird.

Nachteile

Grundsätzlich von Nachteil sind bei dieser Methode die schlechteren Sichtverhältnisse beim Operieren. Es besteht eine erhöhte Infektionsgefahr. Komplikationen wie Blutungen und Verletzungen anderer Organe treten zwar selten (in bis zu 3 Prozent der Fälle) auf, müssen dann aber über einen zusätzlichen Bauchschnitt behandelt werden. Die Vagina kann zu eng zugenäht oder stark vernarbt werden mit entsprechenden Folgen für die Sexualität. Nach der Operation können Beschwerden an den Eierstöcken auftreten, wenn diese zu sehr an die Vagina herangezogen wurden und wenn Zysten auftreten. Im Unterschied zur abdominalen Hysterektomie können die Adnexe (Eileiter mit Eierstöcken) nicht an die Beckenwand geschoben werden, sondern bleiben am Vaginalpol und verwachsen dort, was bei einigen Frauen zu Schmerzen beim Geschlechtsverkehr führt ▸▸Mögliche Folgen einer Gebärmutterentfernung◂◂.

Vorteile

Die vaginale Hysterektomie gilt als komplikationsärmer. Sie führt zu weniger nachoperativen Schmerzen, einem kürzeren Klinikaufenthalt und zu einer schnelleren Genesung. Da ein Bauchschnitt nicht nötig ist, entsteht keine äußerlich sichtbare Narbe. Die Darmtätigkeit kommt schneller wieder in Gang, da das Bauchfell kürzer eröffnet und die Schnittführung kleiner ist. Die Operationsbelastung insgesamt ist geringer durch eine kürzere Operationszeit und Narkosedauer. Die Patientin kann anschließend schneller wieder aufstehen, was der Thromboseprophylaxe dient.

Die abdominale und vaginale Hysterektomie im Vergleich

In einer Dissertation wurden 358 Gebärmutterentfernungen in einer Klinik in Mannheim zwischen 1989 und 1993 unter anderem in Bezug auf die gewählte Operationsmethode (vaginal oder abdominal) und aufgetretene Komplikationen untersucht. Komplikationen während der Operation kamen bei beiden Methoden bei knapp einem Prozent der Frauen vor. Der Blutverlust war bei der Bauchoperation etwas höher. 18 Prozent aller Frauen litten unter Komplikationen nach der Operation, wobei die Anzahl der mit Bauchschnitt operierten wesentlich höher lag. Die meisten

Komplikationen betrafen dabei Wundheilungsstörungen in den Bauchdecken. Weitere häufige Folgen bei beiden Methoden waren Fieber und Harnwegsinfekte (Kirstges 1995).

Von anderen Autoren werden folgende Zahlen angegeben: Komplikationen während der Operation treten in bis zu 3 Prozent bei vaginaler und in bis zu 7,5 Prozent bei mit Bauchschnitt durchgeführter Hysterektomie auf. Nach einer Operation mit Bauchschnitt kommen Komplikationen bei 32 Prozent der operierten Frauen vor (Schug 1993), während die Komplikationsrate bei vaginalen Hysterektomien deutlich niedriger liegt und mit 12 Prozent angegeben wird (Kirstges 1995). Die geringere Häufigkeit von Risiken bei einer vaginalen Gebärmutterentfernung ist darauf zurückzuführen, dass bei voroperierten Frauen (zum Beispiel nach einem Kaiserschnitt, nach Voroperationen der Eierstöcke und Eileiter und bei Endometriose) mittels Bauchschnitt operiert wird.

Laparoskopisch assistierte vaginale Gebärmutterentfernung

Diese kompliziert klingende Methode stellt eine pragmatische Kombination von vaginaler Hysterektomie und Bauchspiegelung zur Vermeidung eines Bauchschnittes dar. Sie wird eher selten durchgeführt, meist nur in Einzelfällen und an wenigen Kliniken.

Diese Form der Gebärmutterentfernung wird angewendet, um gleichzeitig Verwachsungen zu lösen, Zysten auszuschälen und organische Veränderungen zu behandeln, die einer vaginalen Gebärmutterentfernung im Wege stehen, oder wenn die Gebärmutter sehr weit oben auf Grund zu straffer Bänder sitzt. Ein großes Myom kann in der Bauchhöhle morcelliert, das heißt zerkleinert und eine vergrößerte Gebärmutter kann zerteilt werden. Bei Endometriose können gleichzeitig Herde erkannt und entfernt werden. Die zusätzliche Einführung einer Kamera durch die Bauchspiegelung ermöglicht einen besseren Überblick und der Oberbauch kann wie bei einem Bauchschnitt eingesehen werden. Auf diese Weise wird vor allem bei sogenannten Risikogruppen operiert, zum Beispiel bei starkem Übergewicht und bei Stoffwechselerkrankungen, wenn eine Bauchschnittoperation vermieden werden soll.

Narkoseform, Klinikaufenthalt und Erholungszeit entsprechen in etwa denen einer vaginalen Hysterektomie. Die Operation dauert zwischen zwei und fünf Stunden und je nach Ausmaß der operativen Behandlung

Abdominale Hysterektomie

- Vorteile

Alle Bauchorgane sind gut einsehbar.
Ausgedehnte Verwachsungen können besser gelöst werden.
Endometrioseherde, die schlecht sichtbar oder zugänglich sind, können behandelt werden.
Die Eileiter und Eierstöcke können an die Beckenwand geschoben und damit nachfolgende Schmerzen beim Geschlechtsverkehr vermieden werden.
Der Erhalt des Gebärmutterhalses mit Muttermund ist möglich, wodurch Vagina und Beckenboden intakt bleiben.

- Nachteile

Längere Operationsdauer.
Längere Rekonvaleszenz.
Bauchschnittwunde mit größeren Wundflächen, eventuellen Wundheilungsstörungen und verbleibender Hautnarbe.
Durch das Hochschieben der Darmschlingen kann die Darmbewegung (Peristaltik) gestört werden oder eine Darmlähmung entstehen.
Verwachsungen sind wahrscheinlicher.

Vaginale Hysterektomie

- Vorteile

Kleinere Wundflächen.
Kürzere Operationsdauer.
Geringere Komplikationen.
Weniger Schmerzen nach der Operation.
Kürzere Erholungszeit.
Die Darmschlingen brauchen nicht hochgeschlagen zu werden, was einem Darmverschluss vorbeugt.
Keine Unterbauchnarbe.
Frauen mit höherem Operationsrisiko (zum Beispiel bei Diabetes und Bluthochdruck) können operiert werden.

- Nachteile

Schlechtere Sichtverhältnisse.
Eine vergrößerte oder fixierte Gebärmutter kann nicht entfernt werden.
Gebärmutterhals mit Muttermund können nicht erhalten werden.
Gefahr der Vernarbung und Verkürzung der Vagina.
Die Eileiter verwachsen am Vaginalpol.
Manchmal ist doch eine Erweiterung per Bauchschnitt bei Komplikationen nötig.

muss mit einem längeren Klinikaufenthalt und einer längeren Erholungszeit gerechnet werden. Werden zusätzlich per Bauchspiegelung weitere Behandlungen durchgeführt, dauert die Operation entsprechend länger ▸▸Bauchspiegelung zur Diagnose und Therapie◂◂, ▸▸Vaginale Hysterektomie◂◂.

Nachteile

Die Operation dauert unter Umständen sehr lange, was zu entsprechenden Beschwerden auf Grund der langen Narkosedauer führen kann. Durch die Bauchspiegelung sind zusätzliche Schnitte in die Bauchhöhle nötig. Im Prinzip werden zwei Operationen gleichzeitig durchgeführt. Durch die vaginale Entfernung kann der Gebärmutterhals nicht erhalten werden und in der Vagina bleiben Narben zurück.

Vorteile

Ein Bauchschnitt mit entsprechenden Folgen und möglichen Komplikationen wird vermieden. Es bleibt keine große Narbe zurück. Wenn die Operation im Vergleich zu einer abdominalen Hysterektomie nicht länger verläuft, bedeutet sie einen weniger starken Eingriff in den Körper und wird besser vertragen ▸▸Die abdominale und vaginale Hysterektomie im Vergleich◂◂.

Die Gebärmutterkörperentfernung (Subtotale Hysterektomie)

Die supravaginale oder suprazervikale Hysterektomie genannte Operation (Entfernung der Gebärmutter oberhalb der Vagina oder des Gebärmutterhalses) ist die älteste Form der Gebärmutterentfernung mittels Bauchschnitt. Vor Beginn der sechziger Jahre war diese Methode, bei der die Zervix (Gebärmutterhals) erhalten bleibt, üblich und wurde vor allem bei Myomen und Blutungsstörungen eingesetzt. Heute wird von den meisten Ärzten und Ärztinnen die Gebärmutterkörperentfernung als veraltet abgelehnt, da sie vaginal nicht durchführbar ist und das Risiko bestehen bleibt, an einem Zervixstumpfkarzinom zu erkranken. Regelmäßige Abstrichuntersuchungen – so die Argumentation – seien nach wie vor nötig, die die meisten Frauen nach der Operation vergessen würden. Außerdem sei die Hysterektomie schneller und einfacher durchführbar, wenn der Gebärmutterhals mit entfernt wird. Würde aber die Zervix im

Körper belassen, kann uterines Gewebe (gebärmutterähnliches Gewebe) miterhalten bleiben, so dass bei einer Hormonbehandlung ein Östrogen-Gestagen-Präparat eingenommen werden sollte. Ärzte behaupten, dass für die Libido der Gebärmutterhals nicht so wichtig sei und ob die Portio (Muttermund) für das sexuelle Empfinden tatsächlich eine Bedeutung habe, werde immer noch untersucht. Die Drüsen in der Vagina würden zur Schleimproduktion ausreichen.

Diese weniger radikale Gebärmutterentfernung (subtotale oder supra-zervikale Hysterektomie) wird in der Regel nur bei Patientinnen in einem schlechten Allgemeinzustand, im fortgeschrittenen Alter, mit Blutarmut und bei unregelmäßig auftretenden Blutungen angewandt. Um auf diese Weise operiert zu werden, muss eine Frau nachdrücklich darauf bestehen.

Tatsächlich liegt das Risiko, an einem Zervixkarzinom zu erkranken, wohl unter 0,3 Prozent, statt bis zu einem Prozent, wie früher angenommen wurde, und regelmäßige Abstrichkontrollen bieten eine gute Früherkennungsmaßnahme!
Die Beibehaltung der Zervix ist wichtig für die Stabilität des Beckenbodens. Im Muttermund befinden sich viele Nervenenden und sekretbildende Drüsen, die Einfluss auf das sexuelle Erleben haben. Durch die Erhaltung des Gebärmutterhalses wird die Vagina nicht verletzt und es besteht damit keine Gefahr der Narbenbildung und Verkürzung.

Vor der Operation muss eine Abstrichuntersuchung vorgenommen werden, um Gebärmutterhalskrebs auszuschließen. Die Entfernung des Gebärmutterkörpers unter Beibehaltung des Gebärmutterhalses ist vaginal nicht möglich.

Beschreibung der Operation

Wenn es sich um eine Bauchschnittoperation handelt, entsprechen Narkoseart und Dauer sowie Operations- und Erholungszeit in etwa denen einer abdominalen totalen Gebärmutterentfernung.

Mit einem zirka zehn Zentimeter langen Schnitt *(Pfannenstielschnitt)* etwas unterhalb der Venushaargrenze wird die Bauchdecke eröffnet ▶▶ Gebärmutterentfernung per Bauchschnitt ◀◀. Die Operation ist etwas einfacher, da die Blase wenig oder gar nicht abgeschoben werden muss. Für die Durchblutung der Eierstöcke ist es wichtig, die Eileiter möglichst nahe der Gebärmutter abzusetzen. Sie sollten nicht am Gebärmutterhals fixiert werden, da dies zu Schmerzen beim Geschlechtsverkehr führen kann. Der Gebärmutterkörper wird vom Gebärmutterhals getrennt und dessen Wundränder werden vernäht. Durch das Stehenlassen des Gebärmutterhalses bleibt der Beckenboden intakt. Es ist sogar möglich, dass es weiterhin zu einer Menstruationsblutung kommt, indem ein Teil der Gebärmutterschleimhaut durch das höhere Absetzen der Gebärmutter im Bereich des Gebärmutterkörpers erhalten wird und die Schleimhaut im Gebärmutterhals erhalten bleibt. Zum Schluss wird alles sorgfältig vernäht. Die Operationszeit insgesamt beträgt ungefähr eine Stunde.

Die Gebärmutterkörperentfernung per Bauchspiegelung kann nur von Operateuren und Operateurinnen ausgeführt werden, die technisch in der Laparoskopie hochspezialisiert sind. Der Gebärmutterkörper wird dabei innerhalb des Bauchraumes per Bauchspiegelung mit einem Spezialinstrument in der Bauchhöhle morcelliert (zerkleinert) und anschließend abgesaugt.

Nachteile

Nachteile bestehen bei einer Bauchoperation in den entsprechenden Folgen und möglichen Komplikationen. Durch verbleibendes Schleimhautgewebe am Gebärmutterhalsrand können bis zu den Wechseljahren Schmierblutungen auftreten. Zur Früherkennung sind jährliche Abstrichkontrolluntersuchungen am Muttermund weiterhin nötig.

Bei einer laparoskopisch durchgeführten suprazervikalen Gebärmutterentfernung per Bauchspiegelung wirkt sich die sehr lange Operationszeit von vier bis fünf Stunden mit entsprechenden Belastungen durch die Narkose nachteilig aus. Die Zugänglichkeit zu den Organen und die Übersichtlichkeit ist erschwert und bei Komplikationen muss doch ein Bauchschnitt gemacht werden.

Vorteile

Bei der subtotalen Hysterektomie (Gebärmutterkörperentfernung) bleibt die Vagina unversehrt. Die Vagina wird nicht verletzt, es entstehen in diesem Bereich keine Vernarbungen oder Verkürzungen. Der Beckenboden und der Gebärmutterhals mit seinen Drüsen zur Schleimbildung und dem sensiblen Nervengeflecht bleiben erhalten. Die Operationszeit kann verkürzt und die Operationsbelastung verringert sein.

Die bei einer Bauchspiegelung bedingten kleineren Operationsschnitte verkürzen die Wundheilung.

Zwar wird in den letzten Jahren wieder vereinzelt über diese Methode diskutiert, trotzdem wird sie meist nicht als eine schonendere Möglichkeit der Hysterektomie angeboten. Sie müssen womöglich von sich aus Ärzte und Ärztinnen darauf ansprechen oder sich in Frauengesundheitszentren danach erkundigen!

Gebärmutterentfernung mit beidseitiger Eileiter- und Eierstockentfernung (Abdominale Hysterektomie mit bilateraler Salpingo-Oophorektomie/ Adnexektomie)

Bis vor zehn Jahren wurden Frauen ab den Wechseljahren routinemäßig auch beide Eileiter und Eierstöcke entfernt. Eileiter und Eierstöcke werden zusammen als Adnexe bezeichnet und deren Entfernung als Adnexektomie. Mit dem Argument der Krebsprophylaxe und der angeblichen Nutzlosigkeit der Eierstöcke nach der Menopause wird Frauen ab fünfzig vor allem bei einer Erkrankung der Eierstöcke immer noch häufig zu dieser erweiterten Operation geraten.

Seit einigen Jahren wird diskutiert, ob die Eierstöcke erst nach den Wechseljahren heraus operiert werden sollen, wenn sie keine Androgene (männliche Hormone) mehr erzeugen. Die hormonelle Aktivität der Eierstöcke ist dabei mehr als zehn Jahre nach der letzten Menstruation noch nachweisbar ▶▶Die weiblichen Organe◀◀.

Mittlerweile gibt es zur Praxis der routinemäßigen Eierstockentfernung kritische Meinungen und manche Ärzte und Ärztinnen erwägen, dass die Eierstöcke auch jenseits der Wechseljahre für etwas gut sein könnten. Für möglich gehalten werden *bestimmte immunologische Strukturen, die wir nicht kennen* (FFGZ Berlin 1998). Ein Berliner Gynäkologe äußerte sich über das Krebsrisiko differenzierter: *Richtig ist, dass Dreiviertel der Eierstockkarzinome leider erst im fortgeschrittenen Stadium entdeckt werden, aber das ist auch bei anderen Krebsarten so, da müsste man dann auch so radikal vorgehen. Das ist für mich nicht nachzuvollziehen. Dann müssten wir das auf jedes Organ übertragen und dann müsste man eben kaum etwas durchgehen lassen, nur weil da irgendwann was kommen könnte, das man dann erst zu spät erkennt* (FFGZ Berlin 1998).

Aus einer Studie geht hervor, dass trotz Entfernung der Eierstöcke noch ein Risiko für Eierstockkrebs bestehen bleibt. Darin wurden 28 Frauen aus 16 Hochrisikofamilien für Ovarialkarzinom untersucht, die sich vorsorglich die Eierstöcke hatten entfernen lassen. Von diesen erkrankten in der Folge drei an Krebs (Tobachmann 1982). Eine der Ursachen hierfür ist, dass sich um die Eierstöcke ovarielles Gewebe befindet, das sich nie ganz entfernen lässt und damit zu einem Restrisiko für Krebs führt.

Bei ein- oder beidseitiger Entfernung der Eileiter und Eierstöcke (Adnexe) wird abdominal (mittels Bauchschnitt) operiert ▸▸Abdominale Hysterektomie◂◂ oder über die Vagina ▸▸Vaginale Hysterektomie◂◂. Zusätzlich zur Gebärmutter werden dabei die Eierstöcke und Eileiter mit heraus präpariert. Operationsdauer und Klinikaufenthalt entsprechen in etwa denen einer abdominalen Hysterektomie.

Mögliche Komplikationen und Folgen

Unabhängig von einer Hormonbehandlung sind Frauen nach einer Ovarektomie (Eierstockentfernung) anfälliger für Osteoporose und Herzerkrankungen. Auch für Frauen, die sich kurz vor oder in den Wechseljahren befinden, bedeutet der Verlust der Eierstöcke einen hormonellen Schock, der sich mit künstlichen Hormonen nur schwer ausgleichen lässt. Leider werden im Vorfeld der Operation die Konsequenzen einer Eierstockentfernung oft verleugnet oder heruntergespielt mit der Behauptung, die körpereigenen Hormone würden sich problemlos medikamentös ersetzen lassen. Frauen mit operativ herbeigeführter Menopause durch Entfernung der Eierstöcke leiden jedoch meist unter schlimmeren klimakterischen Beschwerden als andere Frauen. Eine Östrogentherapie kann nicht einfach die Eierstöcke und deren Hormone ersetzen. Sie hat keinen Einfluss auf das Lebensgefühl, die Libido, das sexuelle Erleben und das Wohlbefinden im allgemeinen. Darum werden neuerdings der

Hormonbehandlung noch Testosterongaben hinzugefügt. Langzeitstudien über Nebenwirkungen liegen allerdings darüber noch nicht vor.

Manche Frauen mit starken Beschwerden nach der Operation fühlen sich betrogen und enttäuscht, da ihnen gesagt worden war, die Hormone würden sich problemlos künstlich ersetzen lassen. Mit massiven körperlichen und zum Teil psychischen Beschwerden sehen sie sich mit der Tatsache konfrontiert, dass das Herausschneiden ihrer gesunden Organe nicht mehr rückgängig zu machen ist.

3. Operationen bei Krebserkrankungen

Bei einer Krebserkrankung der Gebärmutter wird in den meisten Fällen über Bauchschnitt operiert, da oft eine Erweiterung der Operation notwendig ist. Der Bauch wird dabei durch einen Längsschnitt vom Bauchnabel bis zum Venushaar eröffnet. Dann wird das Ausmaß der Krebserkrankung, das heißt die Größe des Ersttumors, seine Ausbreitung und der Befall von Lymphknoten genau bestimmt. Dies dient der Einteilung in ein standardisiertes System von Tumorstadien (Staging) und der klinischen Beurteilung über das Ausbreitungsmaß des Karzinoms.

Gebärmutterkörperkrebs (Korpuskarzinom oder Endometriumkarzinom) kommt bei 25 bis 35 Frauen pro 100 000 im Jahr vor. Bei 80 Prozent tritt die Erkrankung erst weit nach der Menopause auf. Zu den Risikofaktoren von Gebärmutterkrebs gehören starkes Übergewicht, Bluthochdruck, Diabetes und eine reine Östrogenbehandlung. Liegt ein Endometrium- oder Korpuskarzinom vor, so wird die Gebärmutter vollständig entfernt und meist noch während der Operation pathologisch untersucht. Eileiter und Eierstöcke werden ebenfalls entfernt, da dort Tumorzellen vorhanden sein können und bei Frauen vor der Menopause die Herstellung von Östrogen unterbunden werden soll. Da im oberen Bereich der Vagina, in den der Muttermund hineinragt, Krebszellen eingeschwemmt sein können, wird unter Umständen der obere Teil der Vagina in Form einer Manschette mit herausoperiert. In der Regel entfernt der Operateur oder die Operateurin die Lymphknoten im Bereich des kleinen Beckens und eventuell entlang der Bauchschlagader (Aorta) mit. In einem sehr fortgeschrittenen Stadium wird eine kombinierte Therapie aus Strahlenbehandlung und Operation empfohlen. Hormon- und Chemotherapien haben sich bei dieser Krebserkrankung als wenig wirksam erwiesen.

Untersuchungsmethoden zur Früherkennung

Die Krebsfrüherkennungsuntersuchung (Abstrichkontrolle) dient der Kontrolle der Zellen am Muttermund und Gebärmutterhals, wodurch stark veränderte Zellen (Dysplasien) bereits im frühen Stadium diagnostiziert werden können. Detaillierte Informationen zur Einteilung und Interpretation der Ergebnisse in sogenannte PAP-Stufen befinden sich im Kapitel ▸▸Konisation◂◂. Grundsätzlich bietet die Abstrichuntersuchung eine sehr genaue und nicht eingreifende Diagnostik um sicherzustellen, ob Verdacht auf Gebärmutterhalskrebs besteht, der dann mit einer anschließenden Gewebeentnahme noch bestätigt werden muss.

Gebärmutterkörperkrebs (Korpuskarzinom) kann mit einer Abstrichuntersuchung nur zufällig entdeckt werden. Hierbei handelt es sich um einen langsam wachsenden Drüsenkrebs der Schleimhaut, der lange auf die Gebärmutter beschränkt bleibt und gute Heilungschancen hat. Verdächtig sind immer Blutungen nach der Menopause oder eine Gebärmutter, die sich vergrößert. Die Veränderungen der Gebärmutterschleimhaut können im Ultraschall sichtbar sein, müssen jedoch zur Klärung mit Hilfe einer Kürettage ▸▸Ausschabung◂◂ oder einer Gebärmutterspiegelung ▸▸Hysteroskopie◂◂ genauer untersucht werden.

Die Verdickung der Gebärmutterschleimhaut wird als Hyperplasie bezeichnet. Sie wächst unter Östrogeneinfluss und kann zu Blutungsstörungen führen. Da sich bei zirka 30 Prozent der Frauen ohne Behandlung innerhalb der nächsten zehn Jahre aus einer Hyperplasie Krebs entwickeln kann, wird meist zu einer prophylaktischen Gebärmutterentfernung geraten. Mit Hilfe früh einsetzender (hormoneller) Behandlungen und regelmäßiger sowie genauer Kontrolluntersuchungen kann im Einvernehmen mit der betroffenen Frau abgewartet werden.

Im Gegensatz zu Gebärmutterkörperkrebs und Eierstockkrebs, an denen überwiegend Frauen nach den Wechseljahren erkranken, betrifft der Gebärmutterhalskrebs (Zervixkarzinom) vorwiegend jüngere Frauen. Von dieser Krebserkrankung sind 25 bis 35 Frauen von 100 000 pro Jahr betroffen, wobei durch Früherkennungsmaßnahmen die Krankheitsrate in den letzten dreißig Jahren ständig abnimmt. Das Durchschnittsalter der erkrankten Frauen liegt bei 35 bis 45 Jahren. Zu den wichtigsten Risikofaktoren zählen bestimmte Viruserkrankungen, Rauchen, ungeschützter Geschlechtsverkehr und die Einnahme der Pille. Bei der Operation werden Gebärmutter, Eileiter und Eierstöcke sowie Bänder und Lymphknoten entfernt (radikale Hysterektomie oder Uterusextirpation, auch Wertheim-Operation genannt). Je nach Ausmaß der Krebserkrankung werden einige Zentimeter des oberen Teils der Vagina herausgenommen. Hat bei Gebärmutterhalskrebs der Tumor noch nicht auf den Gebärmutterkörper übergegriffen, können die Eierstöcke erhalten bleiben. Bei sehr kleinen Karzinomen, die noch nicht weit fortgeschritten sind, ist es möglich, weniger radikal zu operieren. Ab einem bestimmten Krebsstadium entspricht die Wirksamkeit einer Strahlentherapie der einer Operation. Eine Chemotherapie zeigte bisher keine besondere Wirksamkeit. Zur Zeit wird die Kombination von Strahlen- und Chemotherapie zur Regelnachbehandlung.

Eierstockkrebs (Ovarialkarzinom) wird jährlich bei 10 bis 15 Frauen von 100000 mit einem Durchschnittsalter von 55 Jahren diagnostiziert. Eine Früherkennung ist schwierig, da Eierstockkrebs erst spät zu Beschwerden führt. Möglich sind, besonders bei Frauen, die bereits an Krebs erkrankt waren oder die während und nach den Wechseljahren Hormone einnehmen, regelmäßige Ultraschalluntersuchungen. Bei dieser Krebserkrankung wird über einen Längsschnitt eine erweiterte Operation unter Entfernung der Gebärmutter mit Eileitern und Eierstöcken, der Lymphknoten, Bänder und des Darmnetzes vorgenommen. Im fortgeschrittenem Stadium werden dann Strahlen- oder Chemotherapie oder beide in kombinierter Form eingesetzt.

Auch bei der Diagnose *Krebs* haben Sie noch genügend Zeit, sich eine Klinik und einen begleitenden Arzt oder Ärztin Ihrer Wahl auszusuchen, sowie einen für Sie günstigen Operationstermin festzulegen. Eine Geschwulst, die über mehrere Jahre oder Jahrzehnte gewachsen ist, muss nicht unbedingt am Tag nach der Diagnose operiert werden. Bei einer Krebserkrankung ist eine unterstützende und begleitende Behandlung (Komplementärmedizin), die die Immunabwehr und Selbstheilungskräfte stärkt, sehr wichtig. Medizinische Behandlungen, die auf die Zerstörung des Tumors ausgerichtet sind, werden durch biologische Therapien besser vertragen und angenommen.

Krebsoperationen sind umfangreich und stark in den Organismus eingreifend. Daher sind Anschlussheilbehandlungen und Kurmaßnahmen sehr zu empfehlen ▶▶Möglichkeiten der Nachsorge◀◀. Adressen zur biologischen Weiterbehandlung und Selbsthilfe finden Sie im Anhang.

4. Mögliche Komplikationen bei einer Gebärmutterentfernung

Sind Frauen im gynäkologischen Bereich vor der Hysterektomie noch nie operiert worden, liegt die Komplikationsrate während der Operation mit knapp zwei Prozent sehr niedrig. Bei über 50 Prozent der Frauen mit operativen Vorerfahrungen sind dagegen oft schwierige Lösungen von Verwachsungen nötig. Schwerwiegende Komplikationen sind zwar sehr selten, können dennoch wie bei jeder Operation nicht ausgeschlossen werden. Zwischen 0,1 und 0,35 Prozent der Hysterektomien ziehen Komplikationen nach sich, die tödlich enden. Ein akuter Kreislaufkollaps, der sehr selten ist, oder stärkere Blutungen während der Operation können meistens wirkungsvoll behandelt werden. Die Thrombosegefahr der Bein- und Beckenvenen ist durch die Thromboseprophylaxe sehr gering geworden und noch seltener kommt es zu einer Lungenembolie mit starken Schmerzen im Brustkorb, Atemnot und einem Kreislaufkollaps.

Verletzungen

Während der Operation können Nachbarorgane wie Darm, Blase und Harnleiter verletzt werden. Selten kann es zur Fistelbildung (entzündlichen Gängen) zwischen diesen Organen und der Vagina kommen. Falls die Verletzungen sofort bemerkt werden, können sie noch während der Operation versorgt und genäht werden. Manchmal werden die Verletzungen erst nach der Operation bemerkt, zum Beispiel wenn bei einer Durchtrennung beider Harnleiter kein Urin abgeht, oder wenn durch unterbundene Harnleiter Nierenschmerzen auftreten. Bei Blasenverletzungen mit Blasen-Scheiden-Fisteln kann unwillkürlich Urin durch die Vagina abgehen. Werden die zur Harnentleerung gehörenden Nerven irritiert, kann die Blase nicht mehr vollständig entleert werden. Damit in der Folge Blaseninfektionen vermieden werden, muss der verbliebene Harn mit einem Röhrchen (Katheter) abgeleitet werden. In vielen Fällen legt sich diese Beeinträchtigung nach einigen Tagen oder Wochen wieder. Darmverletzungen, die unbemerkt bleiben, führen zu einer lebensbedrohlichen Infektion des Bauchfells mit starken Schmerzen und hohem Fieber. Tritt eine solche Komplikation auf, muss sofort erneut operiert werden.

Darmlähmung

Wenn die Darmtätigkeit am dritten bis fünften Tag nach der Operation nicht wieder in Gang kommt, handelt es sich um eine Darmlähmung (Ileus), die auch ohne Verletzung des Darmes als körperliche Schockreaktion auf den operativen Eingriff entstehen kann. Die Lähmung des Darmes wird mit Medikamenten behandelt.

Blutungen

Die Blutungsbereitschaft während der Operation kann durch gezielte Maßnahmen günstig beeinflusst werden ▸▸Vorbereitung auf die Operation◂◂. Blutungen, die unmittelbar nach der Operation auftreten, sind selten. Starke Bauchschmerzen und eine sehr gespannte, harte Bauchdecke sind Alarmzeichen und müssen sofort behandelt werden. Vaginale Blutungen können zwischen dem siebten und vierzehnten Tag nach dem Eingriff auftreten, da die Fäden, mit denen die inneren Wunden genäht wurden, sich auflösen und abfallen. In der Regel handelt es sich um leichte Blutungen, die nach wenigen Tagen wieder aufhören. Alarmierend sind starke und plötzliche Blutungen, die sofort untersucht werden müssen. Nach der Operation auftretender Ausfluss ist dagegen unbedenklich.

Fieber und Infektionen

Bei ungefähr 30 bis 40 Prozent aller Frauen kommt es nach einer Hysterektomie zu einer bakteriellen Entzündung im unteren Bauchraum mit einige Tage anhaltendem Fieber. Meist erhalten die Patientinnen bereits vor der Operation Antibiotika, um solche Infektionen zu verhindern. Da aber 60 bis 70 Prozent der Frauen keine Entzündungen bekommen, ist zu überlegen, ob vorbeugend Antibiotika eingenommen werden sollen. Zusätzlich kann der Organismus mit naturheilkundlichen Methoden vor und nach der Operation gestärkt werden ▸▸Selbsthilfemaßnahmen und naturheilkundliche Begleitung◂◂.

5. Mögliche Folgen nach einer Gebärmutterentfernung

Eine Hysterektomie kann in einzelnen Fällen die Lebensqualität verbessern, und ich führe sie auch durch. Wenn sich eine Frau aber nicht wirklich darauf vorbereitet und die Alternativen nicht bedacht hat, kann die Operation verheerende Folgen haben (Dr. med. Christiane Northrup).

Grundsätzlich kann jede Operation die Körpererfahrung verändern. Wurde die Gebärmutter bisher als hormonell nicht aktives, ausschließlich der Beherbergung und Ernährung der befruchteten Eizelle dienendes Organ betrachtet, zeigen Forschungen in den letzten Jahren, dass die Gebärmutter selbst hormonähnliche (parakrine) Substanzen bildet wie Prostaglandine, Prostacycline, Beta-Endorphine und weitere Stoffe, die zum Teil noch untersucht werden und über deren Bedeutung sehr wenig bekannt ist. Einige Studien lassen vermuten, dass die Gebärmutter einen Schutz für Herz und Gefäße bildet. Dafür spricht die erhöhte Rate an Herz- und Kreislauferkrankungen bei Frauen nach einer Gebärmutterentfernung.

Stoffe, die von der Gebärmutter gebildet werden

Beta-Endorphine sind körpereigene Opiate, die schmerzhemmend wirken und das Wohlbefinden bis hin zu Glücksgefühlen steigern. Die Gebärmutter beeinflusst die Ausschüttung der Beta-Endorphine im Gehirn. Bewegung, Tanzen, Vorstellungsbilder und süße Speisen begünstigen ebenfalls die Ausschüttung der Glückshormone.

Prostaglandine beeinflussen das unwillkürliche Nervensystem. Über die Auswirkungen eines Defizits von Prostaglandinen, die als Gewebshormone bezeichnet werden, liegen keine Studien vor. Eine fett- und eiweißreiche Ernährung begünstigt die Synthese des Alpha-Prostaglandins, dessen Ausschüttung in den Blutkreislauf zu Krämpfen der Gebärmutter führt, während das Prostaglandin E keine krampffördernde Eigenschaften besitzt. Eine Ernährung, angereichert mit essentiellen Fettsäuren, den Vitaminen C und B 6 sowie Magnesium, fördert eine vermehrte Ausschüttung dieses Prostaglandins.

Prostazykline sind hormonähnliche Stoffe, die – nach Ansicht der amerikanischen Ärztin Susan Love – womöglich eine Rolle beim Orgasmus spielen (Love 1997).

Ein sensibles Nervengeflecht im Gebärmutterhals trägt Impulse, zum Beispiel durch Berührung ausgelöste Reize, direkt an das Gehirn weiter, die dort wiederum Reaktionen bis hin zu Hormonausschüttungen auslösen. Im Gebärmutterhals befinden sich schleimproduzierende Drüsen, die für das Feuchtwerden der Vagina mitverantwortlich sind.

Insgesamt unterscheiden sich klinische Untersuchungen sowie die Aussagen der Ärzte und Ärztinnen zu möglichen Folgen nach einer Gebärmutterentfernung stark von den Erfahrungsberichten betroffener Frauen. Manche der Folgeerscheinungen sind abhängig von der Art und dem Ausmaß der Operation. Wurde häufig operiert, kommt es eher zu verwachsungsbedingten Beschwerden. Andere Symptome stehen im Zusammenhang, wie gut eine Frau körperlich und seelisch auf die Operation vorbereitet war und welche Bedeutung diese in ihren Körper eingreifende Behandlung für sie hat. Das technische Können und die Sorgfalt des Operateurs/der Operateurin sind ebenfalls von Bedeutung. Genauso ist es möglich, dass eine Frau nach der Operation keine Folgebeschwerden hat und sogar eine Steigerung ihrer Lebensqualität erfährt. Wichtig zur Rekonvaleszenz und weiterführenden Behandlung können die beschriebenen Methoden im Kapitel ▸▸Selbsthilfemaßnahmen und naturheilkundliche Begleitung◂◂ sein.

Schmerzen und Wundheilungsstörungen

Infolge der unbequemen Lage auf dem Operationstisch, dem Liegen im Krankenhausbett und der angespannten Haltung nach der Operation kann es zu Verspannungen der Rückenmuskulatur kommen. Der Bauch fühlt sich hart an und kann beim Husten, Niesen und Lachen, sowie bei bestimmten Bewegungen schmerzen. Mindestens sechs Wochen lang dürfen keine schweren Gegenstände gehoben werden und keine schwere körperliche Arbeit, zum Beispiel im Haushalt, getätigt werden!

Kommt es zu Wundheilungsstörungen im Narbenbereich muss unter Umständen für den Sekretabfluß die äußere Narbe ein Stück eröffnet oder die gesamte Bauchwunde neu versorgt werden. Die Narbe kann nach gut verlaufender Heilung noch lange Schmerzen bereiten oder die Bauchdecke unterhalb des Nabels ist noch lange spürbar, da die größeren Schnitte unter dem Hautschnitt länger brauchen, um zu verheilen.

Nach einer vaginalen Gebärmutterentfernung mit vorderer und hinterer Plastik (Operation des Beckenbodens) ist die Dammnaht eine Zeitlang schmerzhaft und empfindlich. Aus der Vagina fließt mehr oder weniger stark Wundflüssigkeit, die gelblich-blutig und herb riechend sein kann. Das Abfließen des Wundsekrets ist gewollt und dauert so lange, bis die inneren Wunden verheilt sind. Dabei kann es zu Brennen und Juckreiz kommen. Auch die Narben in der Vagina müssen verheilen und brauchen dafür Zeit und lindernde Maßnahmen.

Unterleibsschmerzen können durch das frühzeitige Altern der Eierstöcke entstehen, da die versorgenden Gefäße bei Entfernung der Gebärmutter durchtrennt werden. Es treten dabei durchblutungsbedingte Beschwerden aus dem Bereich der Eierstöcke auf. Nach vaginaler Hysterektomie können Beschwerden durch zu stark an die Vagina herangezogene Eierstöcke auftreten.

Probleme mit Blase und Darm

Häufig kommt es noch Wochen nach der Operation zu Blasenreizungen. Schmerzhafter Blasendruck und Probleme beim Wasserlassen bis hin zur Inkontinenz (Unfähigkeit, den Urin zu halten) sind die Folge von Irritationen der Blasenschleimhaut auf die Katheterisierung im Krankenhaus sowie der neuen Lage der Blase. Die Blase muss sich erst in ihrer neuen Position zurechtfinden. Sie besitzt nicht mehr den hinteren Halt durch die Gebärmutter und bei Senkungsoperationen wurde der untere Blasenpol künstlich angehoben. Nach einer Hysterektomie steigt die Wahrscheinlichkeit einer später einsetzenden Inkontinenz, da die Nerven, die die Blase stimulieren, sehr dicht an der Gebärmutter liegen und leicht beschädigt werden können ▶▶Mögliche Komplikationen bei einer Gebärmutterentfernung◀◀.

Der Darm wurde durch Einläufe, Ruhigstellung in Narkose und durch anschließende Gaben von Abführmitteln aus seinem natürlichen Rhythmus gebracht. Er kann mit Blähungen und Verstopfung reagieren, die sich durch entsprechende Ernährung und naturheilkundliche Maßnahmen regulieren lassen. Wichtig ist, die Abführmittel abzusetzen, da die Verstopfung chronisch werden kann.

Hormoneller Schock und Folgewirkungen

Durchschnittlich kommen Frauen nach einer Gebärmutterentfernung vier Jahre früher in die Wechseljahre. Da die Eierstöcke zu 60 Prozent von einer Arterie, die an der Gebärmutterwand entlang läuft, mitversorgt werden, erleiden sie eine Art Schock, wenn nach der Operation Teile nicht mehr durchblutet werden. Eierstöcke können dies nach einiger Zeit über die Blutversorgung einer weiteren Arterie ausgleichen und nehmen ihre Arbeit wie vorher wieder auf. Trotzdem leiden viele Frauen – auch ohne Entfernung der Eierstöcke – einige Monate nach der Operation unter Hitzewallungen, Kopfschmerzen oder depressiven Verstimmungen.

Eine direkte Beeinträchtigung der Hormonproduktion in den Eierstöcken geschieht durch operativen Stress und eine herabgesetzte Sensibilität für die Hypophysenhormone (Gonadotropine). In der medizinischen Literatur werden insgesamt bei 30 bis 39 Prozent der hysterektomierten Frauen vorübergehende klimakterische Beschwerden erwähnt (Schmitt-Robe 1991). Häufig werden längerfristig erhöhte Spiegel der Hypophysenhormone FSH und LH gemessen und noch bis zu sechs Wochen nach der Operation deutlich erniedrigte Östradiol-Spiegel auftreten. Allerdings können Beschwerden wie Hitzewallungen, Schweißausbrüche, Reizblase, Gewichtsveränderungen, trockene Schleimhäute, Reizbarkeit, Depressionen, Ängstlichkeit, Aktivitätsverlust, Kopfschmerzen und Schlafstörungen auch bei normalen Östradiolwerten auftreten. Erniedrigte Hormonwerte müssen dagegen nicht unbedingt zu Beschwerden führen und die hormonelle Substitution (Hormonbehandlung) nach beidseitiger Entfernung der Eierstöcke schützt nicht in allen Fällen vor erniedrigten Hormonwerten.

Bei Frauen mit beidseitiger Eierstockentfernung und Verwendung eines Hormonpflasters wurden längerfristig erhöhte Werte der Hypophysenhormone gemessen, was darauf zurückzuführen sein kann, dass der Stoff Inhibin, der in den Eierstöcken gebildet wird und der die FSH-Ausschüttung hemmt, nun fehlt (Schmitt-Robe 1991).

Eine Studie wies nach, dass selbst wenn die Eierstöcke erhalten bleiben, hysterektomierte Frauen eine geringere Knochendichte besitzen. Eine mögliche Ursache dafür ist, dass die Gebärmutter Vitamin D und Prostaglandine erzeugt, also Stoffe, die für den Knochenaufbau wichtig zu sein scheinen. Bei Frauen mit operativ herbeigeführter Menopause durch die Entfernung beider Eierstöcke ist der Knochenschwund doppelt so stark wie bei Frauen mit natürlicher Menopause. Unter Östrogentherapie ist nach einer Eierstockentfernung (Ovarektomie) in einem Alter unter 35 Jahren der Knochenschwund stark beschleunigt und insgesamt haben ovarektomierte Frauen häufiger Osteoporose, da das von den Eierstöcken gebildete Testosteron für den Knochenaufbau benötigt wird (Love 1997).

Wenn eine Hysterektomie zu einem ständigen Aussetzen der Tätigkeit der Eierstöcke führt, kann der akut einsetzende Östrogenmangel heftige Reaktionen wie Hitzewallungen, Schweißausbrüche, Verstimmungszustände, Trockenheit der Vagina, Herzjagen und -klopfen, Veränderungen des Fettstoffwechsels und Knochenschwund (Osteoporose) auslösen.

Die amerikanische Ärztin Susan Love nimmt an, dass zwischen der Gebärmutter und den Eierstöcken eine Beziehung besteht, die bislang noch nicht erforscht ist. Die Gebärmutter stelle womöglich ein Hormon her, das von den Eierstöcken gesteuert wird und in ähnlicher Weise wirkt wie der hormonelle Rückkoppelungseffekt zwischen Gehirn, Hypophyse und Eierstöcken. Demnach würden die Eierstöcke ihre Arbeit, nämlich Follikel heranreifen zu lassen, einstellen, sobald durch die Entfernung der Gebärmutter keine hormonelle Rückmeldung mehr erfolgt (Love 1997).

Beim Mitentfernen der Eierstöcke kann direkt im Anschluss an die Operation eine Hormonspritze oder ein Östrogenpflaster verabreicht und die Hormontherapie in der Folge dann weitergeführt werden. Dennoch leiden viele Frauen massiv unter dem Fehlen ihrer Eierstöcke. Eine individuell verträgliche Hormonsubstitution lässt sich nur mit viel Geduld und Ausprobieren finden und bestimmte andere Substanzen, die die Gebärmutter und Eierstöcke bilden, können nicht künstlich ersetzt werden. In den Wechseljahren hat der Körper dagegen viel Zeit, sich auf die neue hormonelle Situation einzustellen. Vor der Menopause kann sich die Entfernung der Eierstöcke negativ auf die Herzkranzgefäße und anderen Blutgefäße auswirken, da Östrogenmangel zu Veränderungen im Fettstoffwechsel führt.

Folgeoperationen

Folgeoperationen im Anschluss an eine Hysterektomie werden am häufigsten zur Lösung von Verwachsungen und damit verbundenen Schmerzen durchgeführt oder bei zu straff angezogener Vagina durch eine vaginale Hysterektomie. Manchmal entstehen nach einer Hysterektomie auf Grund eines Myoms Eierstockzysten oder andere Veränderungen, die wiederum operiert beziehungsweise entfernt werden. Nach

Entfernung einer Gebärmutter mit Myomen treten Veränderungen der Eierstöcke wohl häufiger auf als bei Hysterektomien aus anderen Gründen (Horvath 1980).

Wurde die Hysterektomie auf Grund chronischer Unterbauchschmerzen vorgenommen, sind nicht selten Folgeoperationen nötig, um Verwachsungen zu lösen, die angeblich für die nach der Hysterektomie noch vorkommenden Schmerzen verantwortlich sind. Nach Lösung der Verwachsungen treten die Beschwerden häufig ein bis zwei Monaten später wieder auf, da die eigentliche Ursache der Schmerzen mit der Organentfernung nicht beseitigt werden kann. Haben die chronischen Schmerzen im Unterbauch (Pelvipathie) ihre Ursachen im seelischen Bereich, verschwinden die Schmerzen durch die alleinige Beseitigung der Gebärmutter meist nicht.

Auswirkungen auf die Sexualität

Ausführliche medizinische Studien zu dieser Problematik existieren leider nicht. In bisherigen Untersuchungen gaben bis zu 20 Prozent der befragten Frauen an, ihr sexuelles Erleben habe sich verschlechtert, während 30 Prozent über positive Auswirkungen der Hysterektomie auf ihre Sexualität berichteten (Kleine-Gunk 1997). Untersuchungen aus England ergaben, dass bei 37 bis 46 Prozent der Frauen nach einer Entfernung der Gebärmutter mit Eierstöcken die Libido abgenommen habe (Northrup 1994).

Oft wird von den Ärzten und Ärztinnen der Zusammenhang zwischen Operationen an den weiblichen Organen und Sexualität als rein psychisch bedingt dargestellt oder entschieden verneint. Hierin unterscheiden sich die medizinischen Darstellungen von den Erfahrungsberichten der betroffenen Frauen selbst. Von ärztlicher Seite aus wird vielfach behauptet, dass Frauen, die über eine Verschlechterung ihres sexuellen Erlebens berichten, bereits vor der Operation Probleme mit ihrer Sexualität gehabt haben müssen. Nur wenige Ärztinnen und Ärzte begegnen ihren Patientinnen bei diesem Problem mit der erforderlichen Unvoreingenommenheit.

Die amerikanische Gynäkologin Christiane Northrup ist über den Zusammenhang zwischen den weiblichen Organen und dem sexuellen Erleben anderer Meinung: *Die psychogene Theorie basiert auf der patri-*

archalischen Annahme, dass Eierstöcke, Zervix und Gebärmutter wenig Auswirkungen auf die weibliche Libido haben und für die sexuelle Befriedigung unwesentlich sind. Dieses patriarchalische Denken trennt zwischen Körper und Geist und glaubt, Neigungen, Gedanken und Gefühle kämen primär aus dem Gehirn. Da dieses Denken den weiblichen Körper und die weiblichen Organe entwertet, ist es kein Wunder, dass es die Libido auch überwiegend in die Psyche verlegt. Aber die meisten Frauen wissen, dass Körper und Geist eine Einheit sind. Wenn eine Frau sich positiv mit ihren Geschlechtsorganen verbunden fühlt, dann liegt es auf der Hand, dass deren Entfernung auch Konsequenzen für ihr Sexualleben hat (Northrup 1994).

Nach dem Verlust der Gebärmutter und vor allem der Zervix (Gebärmutterhals) fehlt es oft an genügend Schleim in der Vagina, was zu Trockenheitsgefühl und Brennen führen kann. Brennen und Juckreiz nach dem Geschlechtsverkehr können ihre Ursache in einem zu hoch genähten Damm nach Senkungsoperationen haben. In diesem Fall muss die Dammnarbe ein Stück gelöst und neu genäht werden. Schmerzen treten auf, wenn die Vagina zu kurz genäht wurde und die inneren Narben die Elastizität der Vagina verringern. Wurden bei Entfernung der Gebärmutter die Eierstöcke nicht an die Beckenwand verschoben, sondern am Vaginalpol belassen, was bei einer vaginalen Hysterektomie immer der Fall ist, kann es in der Folge zu Schmerzen beim Geschlechtsverkehr kommen.

Durch die Entfernung der Eierstöcke fehlen Hormone wie Androgene (sogenannte männliche Hormone), die im weiblichen Organismus eine Rolle spielen und die die Libido beeinflussen. Ein Libidomangel wird in Zusammenhang mit dem Fehlen von Testosteron gebracht. In einer Studie wurde Frauen nach einer Hysterektomie mit Ovarektomie (Eierstockentfernung) eine Gabe Testosteron verabreicht, worauf sich deren sexuelles Verlangen steigerte. Allerdings ist die Wirkung von Testosteron auf die Libido bisher nicht ausreichend wissenschaftlich erforscht (Love 1997).

Da für viele Frauen die Gebärmutter mit ihrer Weiblichkeit, ihrer Integrität und Sexualität verbunden ist, steht oft die Frage im Raum, wie ihr sexuelles Leben ohne dieses Organ aussehen kann. Im Gebärmutterhals befindet sich ein sensibles Nervengeflecht, das nach Meinung des Gynäkologen Semm ein wichtiges *Lustzentrum* ist (Kleine-Gunk). Tatsächlich empfinden viele Frauen den Bereich um den Muttermund als sehr empfindsam und lustvoll. Bereits nach einer Konisation kann die

Sensibilität dort verändert sein. Manche Frauen spüren eine direkte Beteiligung ihrer Gebärmutter beim Orgasmus, ein rhythmisches Zusammenziehen, das dann nach einer Hysterektomie im sexuellen Erleben vermisst wird. *Ich habe keine Schmetterlinge mehr im Bauch bedauerte eine Frau den Verlust ihrer sexuellen Empfindungen nach der Operation* (Ingrid P. in Ehret-Wagener 1994).

Insgesamt bedeutet das Fehlen der Gebärmutter eine Umstellung und Neuorientierung in der Körperwahrnehmung, die aber nicht zwangsläufig das sexuelle Erleben beeinträchtigen muss.

Verstimmungen, Ängste und Depressionen

Unter dem Begriff *Post-Hysterektomie-Syndrom* wird ein Symptomenkomplex verstanden, der meist mehrere Jahre nach einer Hysterektomie auftreten kann. Zusammengefasst werden darunter depressive Verstimmungen, Antriebsarmut, Libidoverlust und unspezifische körperliche Beschwerden. Davon betroffen sind zirka 10 Prozent der operierten Frauen. Häufig werden diese Beschwerden nicht ernst genommen oder mit der Gebärmutterentfernung nicht in Verbindung gebracht. Manche Ärzte behaupten, dass dieses *Syndrom* bei Frauen auftreten würde, die bereits vor der Operation unter *hysterischen* und *neurotischen* Symptomen oder sozialen Schwierigkeiten gelitten hätten (nach Schmitt-Robe 1991, Strauß 1996). Als eine weitere Ursache für diese Beschwerden wird der Hormonmangel verantwortlich gemacht, da erfahrungsgemäß nach einer Hysterektomie klimakterische Beschwerden auftreten können (Kleine-Gunk 1997).

In einer Studie wurde das Verschreiben von Antidepressiva für Frauen nach einer Hysterektomie mit einer Kontrollgruppe aus der Bauchchirurgie verglichen. Die Ergebnisse aus dieser Untersuchung zeigen folgendes: innerhalb der ersten drei Jahre nach der Operation litten 70 Prozent der hysterektomierten Frauen unter Depressionen gegenüber nur 30 Prozent aus der Kontrollgruppe (Richards 1974). In einer früheren Untersuchung zeigte sich, dass Frauen nach einer Gebärmutterentfernung zweieinhalb mal häufiger in die Psychiatrie eingewiesen wurden als Frauen nach Entfernung der Gallenblase und dreimal so häufig wie in der Normalbevölkerung zu erwarten ist. War die Gebärmutter ohne Krankheitsbefund, führte dies insgesamt zu noch häufigeren Einweisungen (Barker 1968).

In neuerer Zeit werden von einigen Gynäkologen psychosomatische Aspekte einer Gebärmutterentfernung auch als Gründe für eine veränderte operative Praxis zur Organerhaltung angeführt (Neuhaus 2000).

Wenn auf Grund von psychosomatisch bedingten Beschwerden, wie zum Beispiel bei unklaren Schmerzen im Unterbauch, die Gebärmutter entfernt wird, können sich anschließend diese Beschwerden auf andere Organe verlagern und vermehrt psychisches Leid verursachen. Auch Trauer und Enttäuschung über die Art der Operation oder einen als nicht unbedingt nötig erwiesenen Eingriff können Beschwerden auslösen.

Verlustgefühle gehören zu einer Operation mit einem Organverlust dazu. Der Verlust selbst, die Schmerzen und möglicherweise die zugefügten Kränkungen wollen ausgedrückt sein. Helfen kann der Austausch mit vertrauten Menschen und anderen betroffenen Frauen. Die Belastungen der Operation und die lange Rekonvaleszenz können zu sensibleren Reaktionen und zu dem Gefühl führen, körperlich und seelisch nicht mehr so belastbar zu sein. Die Einstellung der jeweiligen Frau zur Gebärmutterentfernung, das Fehlen ihrer inneren Zustimmung oder das Gefühl, bedrängt und übergangen worden zu sein, können insgesamt einen großen Einfluss auf das Auftreten und Bewältigen von Beschwerden nach der Operation haben.

Die meisten betroffenen Frauen berichteten, dass es fast ein Jahr dauerte, sich von den Folgen des Eingriffs zu erholen, und manche brauchen viele weitere Jahre, bis sie endlich eine Hormontherapie ausgetüftelt haben, die ihnen wieder ein halbwegs normales Lebensgefühl gibt. Diese Operationen sind also keineswegs so harmlos, wie sie oft dargestellt werden. Der Verlust eines Organs oder ein Eingriff in das körperliche Gleichgewicht bleiben nie folgenlos – Sie müssen immer einen Preis dafür zahlen. Damit will ich nicht sagen, dass keine Frau sich die Gebärmutter entfernen lassen sollte. Eine Hysterektomie kann die einzige Möglichkeit darstellen, schwere klimakterisch bedingte Blutungen zu unterbinden oder große Myome zu beseitigen, wenn alles andere versagt hat. Doch Sie müssen unbedingt wissen, auf was Sie sich einlassen. Da mindestens ein Drittel aller Hysterektomien (nach anderen Schätzungen sogar 80 Prozent) hierzulande überflüssig sind, rate ich Ihnen dringend, eine zweite oder sogar eine dritte Meinung einzuholen, bevor Sie sich unters Messer begeben. Es gibt nur wenige Indikationen für eine sofortige Hysterektomie. Blutungen lassen sich mit Leuprorelinacetat lange genug aufhalten, damit Sie Ihre Möglichkeiten gründlich abwägen können (Dr. Susan Love 1997).

VIII. Entstehung und Beschwerden von Verwachsungen

Unter Verwachsungen (Adhäsionen) wird das narbige aneinander Haften oder miteinander Verkleben und Zusammenwachsen von bauchfellüberzogenen Organen verstanden. Sie entstehen häufig nach operativen Behandlungen, wobei der Umfang der Operation selbst oder auch mehrmalig durchgeführte Bauchoperationen einen Einfluss auf das Ausmaß von Verwachsungen haben. Entzündliche Prozesse, wie sie zum Beispiel bei Abszessen und bei Endometriose vorkommen, können ebenso zu Verwachsungen und Narbengewebe führen. Wenn während des Heilungsprozesses die Gewebe sich berühren, können sie an verschiedenen Stellen miteinander verkleben und verwachsen. Vor allem durch die Bewegungen des Darmes finden häufig Berührungen zwischen den Bauchorganen statt und normalerweise sorgt das glatte Bauchfell für eine gute Verschieblichkeit der Organe untereinander. Von Verwachsungen betroffen sind häufig die Eierstöcke, Eileiter und Bänder. Sie können auf der Blase, dem Bauchfell über der Gebärmutter, dem Sigmoid (S-förmige Darmschlinge), der hinteren Vaginalwand und dem Gebärmutterhals entstehen. In Folge von Eileiterentzündungen sind Verklebungen und Verwachsungen in den Eileitern möglich.

Durch entzündliche Prozesse oder Verletzungen werden die kleinen Blutgefäße durchlässiger und Flüssigkeit tritt in das Gewebe aus. Bestimmte Stoffe führen dann zur Aktivierung von Blutgerinnungsfaktoren. Bei der Blutgerinnung entsteht aus Fibrinogen, einem Bestandteil des Blutplasmas, das nicht wasserlösliche Eiweiß Fibrin. Fibrin bildet ein klebriges Netz, in dem die Blutkörperchen hängenbleiben und bewirkt die Entstehung von Blutgerinnseln, damit es zur Blutstillung kommt. Diese Prozesse einer Entzündungsreaktion werden für die Entstehung von Verwachsungen verantwortlich gemacht, wobei die genaueren Ursachen von Verwachsungen und deren Vermeidung nur wenig erforscht sind. Als auslösende Faktoren gelten Operationsverletzungen, Fremdkörperreaktionen, Blutungen, zeitweilige Unterbrechungen der Blutzufuhr, Infektionen und wunde Oberflächen der Organe selbst.

Verwachsungen können sehr dünn und durchsichtig sein und wie Spinnfäden die Organe miteinander verbinden, oder zu dicken, undurchsichtigen Strängen werden, die mit Blutgefäßen gut versorgt sind. Diese bindegewebsartigen Stränge lassen die verschiedenen Organe sehr fest aneinander haften und führen zu deren verminderten Beweglichkeit oder Fixierung. Wenn die Organe durch Verwachsungen *fixiert* werden, kommt es durch mangelnde Beweglichkeit und Elastizität zu reißenden, ziehenden oder stechenden Schmerzen.

Zu den häufigsten Beschwerden auf Grund von Verwachsungen zählen Schmerzen, die bei körperlichen Aktivitäten, beim Geschlechtsverkehr, bei gynäkologischen und rektalen Untersuchungen oder ganz gewöhnlichen Haltungen und Bewegungen auftreten. Wenn der Darm von Verwachsungen betroffen ist kann die Bewegung des Darmes schmerzen oder je nach Lage und Ort der Verwachsung zu Darmverschluss und Blasenproblemen führen. Verwachsungen in den Eileitern oder verklebte Fimbrientrichter verhindern die Passage der befruchteten Eizelle. Eileiterschwangerschaften oder Unfruchtbarkeit können die Folge sein. Häufig sind die verwachsungsbedingten Beschwerden schwierig von anderen Problemen, wie zum Beispiel Krämpfen im Darm oder der Bauchorgane zu unterscheiden. Ahnliche Beschwerden können bei entzündlichen Erkrankungen im Bauchraum oder einer Endometriose auftreten.

Probleme durch Verwachsungen führen häufig zu Folgeoperationen. Besprechen Sie mit Ihrem Operateur oder Operateurin, wie das Risiko von Verwachsungen durch mikrochirurgische Verfahren und prophylaktische Maßnahmen verringert werden kann.

1. Möglichkeiten der Prophylaxe

Je weniger stark eingreifend (minimal-invasiv) operiert wird, um so seltener und geringfügiger bilden sich Verwachsungen. Nach einer Bauchspiegelung kommt es in zirka 10 Prozent der Fälle zur Neubildung von Verwachsungen, während die Wahrscheinlichkeit nach einem Bauchschnitt bei 50 Prozent liegt. Die Laserchirurgie hat dagegen nicht zur Reduzierung von Verwachsungen geführt. Wichtig ist, dass der

Operateur/die Operateurin schonend vorgehen und so wenig Gewebe wie möglich verletzt wird. Künstliche Materialien, die im Körper Fremdkörperreaktionen auslösen, können ebenfalls zu Verwachsungen führen.

Intergel – eine Lösung zur Vermeidung von Verwachsungen
Intergel ist eine Adhäsionsprophylaxe-Lösung, die nach einer Operation vor dem Vernähen der Schnitte in die Bauchhöhle eingeträufelt wird oder bei einer Bauchspiegelung durch die Führungshülse gespritzt werden kann. Sie wird so verteilt, dass sie den von der Operation betroffenen Bereich ganz bedeckt. Intergel ist ein steriles, 0,5 prozentiges Eisen-hyaluronat-Gel, das keine allergische Reaktion hervorruft, da es dem Organismus als körpereigene Substanz bekannt ist. Die Intergel-Lösung bildet auf dem Bauchfell einen zähflüssigen, schlüpfrigen Überzug, der das Anhaften von Gewebe während der kritischen Phase der Wundheilung verringert. Die eingebrachten 300 Milliliter der Lösung werden über den körpereigenen Lymphabfluss innerhalb von fünf bis sieben Tagen wieder abgebaut. Die Wirksamkeit des Intergels wurde in kontrollierten Studien an Frauen untersucht, die per Bauchschnitt operiert waren und die sich anschließend einer *Second-look*-Laparoskopie (Bauchspiegelung zur Nachkontrolle) unterzogen. Dabei wurde nach dem Verabreichen der Intergel-Lösung eine deutliche Reduzierung der Häufigkeit, des Ausmaßes und Schweregrades von Verwachsungen in der gesamten Bauchhöhle beobachtet.

Bei Infektionen, Herzinsuffizienz und Schwangerschaft kann die Lösung nicht angewendet werden. Eine Schwangerschaft sollte einen Menstruationszyklus lang nach Anwendung der Intergel-Lösung vermieden werden. Die Lösung wurde bei Patientinnen mit schweren Leber- und Nierenerkrankungen oder bei Operationen im Magen-Darm-Bereich und der Harnorgane bisher nicht verabreicht. Eine neue Methode, die erst von wenigen Operateurinnen und Operateuren eingesetzt wird.

Robinson-Drainage
Zur Prophylaxe von Verwachsungen werden am Ende einer Operation zirka 50 Milliliter physiologische Kochsalzlösung in die Bauchhöhle eingeführt und dort belassen. Diese Flüssigkeit schützt die wunden Flächen

davor, dass die Organe direkt aufeinander liegen. Durch einen Drainageschlauch, der kurz vor dem Vernähen der Wunden gelegt wird, fließt dann in wenigen Stunden nach der Operation die Flüssigkeit in einen Beutel wieder ab. Die Menge der Flüssigkeit wird genau kontrolliert, um sicherzustellen, dass keine Restflüssigkeit im Körper verbleibt. Die Wirksamkeit die Drainage zur Prophylaxe von Verwachsungen bleibt aber fraglich. Sinnvoll ist es, den Arzt oder die Ärztin nach ihren Erfahrungen zu befragen.

Enzyme wie Wobenzym, können im Anschluss an die Operation vorbeugend eingenommen werden: drei mal 10 Dragées über acht Tage verteilt und anschließend als Dauertherapie sechs Monate lang täglich drei mal 2 Dragées. Enzyme helfen dem Körper beim Abbau von Stoffen und führen zu einer verbesserten Wundheilung.

Homöopathische Behandlung
Die Mineralsalze Calcium fluoratum und Calcium jodatum können bei Neigung zu Verwachsungen zirka sieben Tage nach der Operation vorbeugend eingenommen werden. Calcium fluoratum wirkt auf das Bindegewebe ein und Calcium jodatum hat einen Einfluss auf Ergüsse, die Resorptionsfähigkeit und Sekretion. Beide Mittel können in der Potenz C 200 einmalig eingenommen werden (Graf 1994) oder in D 6 oder D 12 über mehrere Wochen lang, jeweils fünf Globuli zwei bis drei mal täglich. Der Rat eines homöopathisch ausgebildeten Arztes oder einer Heilpraktikerin sollte vor der Behandlung eingeholt werden, vor allem wenn bereits eine homöopathische Behandlung begonnen wurde!

Mit dem Mittel Stibium D 8 werden in der Asklepios Südpfalzklinik in Germersheim gute Erfahrungen gemacht. Noch während der Operation werden damit die betroffenen Stellen beträufelt. Insgesamt werden von diesem Mittel 50 Milliliter in den Bauchraum gegeben, die der Körper in den folgenden Tagen über die Blut- und Lymphbahnen aufnimmt. Stibium hilft bei Prozessen, die mit der Blutgerinnung zu tun haben und wirkt auf das Bindegewebe ein. Es wird zur Prophylaxe eingesetzt und direkt nach der operativen Lösung alter Verwachsungsstränge. Gleichzeitig wird es zur Nachfolgetherapie in Form einer äußeren Anwendung auf den Unterbauch verabreicht und mit einer konstitutionellen homöopathischen Therapie, die individuell auf jede Frau abgestimmt ist, kombiniert.

2. Behandlungsmethoden

Operative Lösung von Verwachsungen (Adhäsiolyse)
Zur Lösung der Verwachsungen von den Organen dienen feine chirurgische Instrumente. Wenn nötig, werden vorher Blutgefäße verschweißt und anschließend die Verwachsungsstränge mit einer chirurgischen Schere durchtrennt. Verwachsungen, die operativ gelöst wurden, treten sehr häufig an der gleichen Stelle wieder auf oder bilden sich neu.

Physiotherapeutische Therapie
Die Behandlung mit Ultraschallwellen führt zu einer Entspannung der Verwachsungen und hilft den Schmerz zu lindern bis hin zur Schmerzfreiheit. Bindegewebsmassagen helfen beim Heilungsprozess der inneren Wunden, führen zum Abtransport von Schlacken und harmonisieren das Gewebe.

Homöopathische Behandlung
Das homöopathische Medikament Thiosinaminum D 4 kann Verwachsungen auflösen. Bei einer großen und tiefgreifenden Operation hilft Carcinosinum C 200 gegen Narben und Verwachsungen.

Suchen Sie sich zur Behandlung Ihrer operationsbedingten Beschwerden oder Verwachsungen eine Ärztin oder einen Heilpraktiker, die in klassischer Homöopathie ausgebildet sind! Eine homöopathische Konstitutionsbehandlung, die auf die individuelle Krankengeschichte eingeht, kann die Selbstheilungskräfte stärken und so dem erneuten Auftreten von Erkrankungen und Beschwerden vorbeugen.

IX. Vor und nach der Operation

1. Anregungen zur Entscheidungsfindung

Nach der Diagnosestellung wird in der Regel von der jeweiligen Ärztin/ Arzt eine Behandlungsmethode empfohlen. Handelt es sich dabei um eine operative Maßnahme, sollte grundsätzlich eine zweite, eventuell sogar dritte ärztliche Meinung eingeholt werden. Informieren Sie sich zusätzlich bei Fachleuten aus dem Gesundheitswesen, unabhängigen Beratungsstellen und bei betroffenen Frauen über alternative Behandlungsformen.

Eine zweite ärztliche Meinung der eingewiesenen Klinik muss nicht zwangsläufig objektiv sein, da zwischen Klinik und dem niedergelassenen Arzt oder Ärztin häufig eine einheitliche Aussage angestrebt wird, um die Patientin nicht zu *verunsichern.*

- Haben Sie sich ausreichend informiert?
- Haben Sie genügend Zeit oder wurde sofort ein Operationstermin vereinbart?
- Wenn Sie sich noch hin- und hergerissen fühlen – was würde Sie sicherer werden lassen?
- Glauben Sie daran, dass die empfohlene Therapie oder Operation Ihnen wirklich helfen wird?
- Vertrauen Sie Ihrem behandelnden Arzt oder Ihrer Ärztin?
- Konnten Sie Ihre Bedenken äußern und wurden alle Ihre Fragen verständlich beantwortet?
- Sind Sie mit der vorgeschlagenen Klinik und dem Termin einverstanden?
- Falls Sie einer Operation skeptisch gegenüberstehen – gibt es eine wirkliche Alternative und wenn welche?
- Haben Sie noch irgendwelche Ängste und Befürchtungen, die Sie noch nicht geäußert haben?
- Haben Sie Ihren Körper befragt und nachgefühlt, wie er zu ihrer Entscheidung steht oder was er sich wünscht?
- Wenn Sie Ihre Entscheidung in der Vorstellung vorwegnehmen – was für Gedanken, Gefühle und Bilder entstehen in Ihnen?

Sind alle Broschüren gelesen und Fragen beantwortet, besteht bei jeder Diagnose, auch bei einer Krebserkrankung, genügend Zeit zur Reflexion über die Art und Weise der Behandlung, den geeigneten Ort und den richtigen Zeitpunkt. Unter Druck, Anspannung oder großer Angst ist es nicht möglich, klar und selbstbestimmt zu handeln und Entscheidungen zu treffen. Nehmen Sie sich soviel Raum und Zeit wie Sie brauchen. Die meisten Operationen können auch zu einem späteren Zeitpunkt durchgeführt werden.

Je klarer und bewusster eine Entscheidung gefällt und dieser innerlich zugestimmt wird, desto besser werden nachweislich operative Behandlungen und Medikamente angenommen und vertragen. Nehmen Sie sich Zeit zum Nachfühlen, in den Körper hinein spüren, Ruhenlassen und Gesprächen mit vertrauten Menschen. Damit Sie die für Sie richtige Entscheidung treffen können, sollten Sie nach innen gehen und Ihr Körperwissen und Ihre intuitive Kraft zu Wort kommen lassen. Vielleicht ist es ein Traum, ein Einfall, eine plötzliche Gewissheit, ein Bild, eine Ahnung, ein Körpergefühl oder einfach die Zeit, mit der eine Antwort heranreift.

Gehen Sie zu Menschen, von denen Sie sich wirklich unterstützt fühlen, die Ihnen zuhören und Ihre Bedürfnisse wahrnehmen und respektieren. Achten Sie darauf, ob Sie sich mit Ihrer getroffenen Entscheidung und den möglichen positiven oder negativen Konsequenzen wirklich einverstanden erklären.

Wenn Sie sich für eine Operation entscheiden

Sich für eine Operation zu entscheiden, bedeutet Grenzen anzuerkennen, sich behandeln zu lassen und dem technischen Können eines Operationsteams anzuvertrauen. Wichtig ist, dass Sie das Gefühl haben, damit das Beste für Ihre Heilung zu tun und sich nicht als Versagerin zu fühlen. Eine grundsätzlich ablehnende Haltung gegenüber schulmedizinischen Behandlungsmethoden erzeugt eine Einschränkung der eigenen Wahlmöglichkeiten, denn die Zustimmung zu einer solch radikalen Maßnahme schließt sanftere begleitende Heilmethoden nicht aus! Zur Bejahung und Bestärkung der Heilung mit Hilfe einer operativen Behandlung eignen sich positive Vorstellungsbilder und Imaginationen. Eine ganzheitliche Vorbereitung ist auch bei kurzfristigen, ambulanten Operationen oder Notfällen zur Stärkung der körpereigenen Selbstheilungskräfte immer sinnvoll!

2. Vorbereitung auf die Operation

Untersuchungen haben ergeben, dass Menschen, die wissen, wie sie Körper, Geist und Seele vor, während und nach solchen medizinischen Verfahren miteinander in Verbindung bringen können, weniger unter Stress und seinen Folgeerscheinungen leiden. Dr. Jeanne Achterberg.

Es ist bekannt, dass Menschen, die sich unter hoher Stressbelastung operieren lassen, höhere Medikamenten- und Anästhetikadosierungen benötigen, mehr unter physischen und psychischen Komplikationen leiden, ein geschwächtes Immunsystem besitzen und mehr Zeit für die Rekonvaleszenz brauchen. Wissenschaftliche Untersuchungen zeigen immer wieder, dass *Patienten, die sich verhaltensorientierter Interventionen – Entspannungstechniken, Phantasiebildarbeit oder Musik – als integriertem Bestandteil ihrer Operation bedienen, weniger unter chirurgischen und postoperativen Komplikationen zu leiden haben, und ihren Schmerzmittelbedarf und die Dauer ihres Krankenhausaufenthalts reduzieren* (Achterberg 1996).

Eine ausreichende seelische und körperliche Vorbereitung fördert den anschließenden Heilungsprozess entscheidend. Die körperliche Verfassung vor einer Operation sollte so gut wie möglich sein und es dürfen keine Infektionen und andere schweren Befindlichkeitsstörungen vorliegen. Vor einer größeren Operation können Eigenblutkonserven sinnvoll sein, um mögliche Blutverluste auszugleichen. Das Immunsystem wird gestärkt, indem Sie sich mindestens eine Woche lang vor der Operation gesund ernähren und ausreichend schlafen. Ein ausgeruhter und gesunder Organismus ist fähig, mit den Belastungen durch die Narkose und Operation besser umzugehen, die Medikamente leichter abzubauen und sich schneller wieder zu erholen.

Die Wahl des richtigen Zeitpunktes

Vergegenwärtigen Sie sich, dass Sie Ihre Entscheidung noch kurz vor dem Operationstermin jederzeit wieder rückgängig machen können! Keine Frau muss sich, nur weil sie bereits zugestimmt hat, ungewollt auf den Operationstisch legen oder, wenn sie plötzlich ein starkes Unbehagen oder Skrupel spürt, aus falscher Rücksicht den Ärzten und Ärztinnen gegenüber, operieren und womöglich Organe entfernen lassen! Sollten Sie also Bedenken oder noch Fragen haben oder weitere Beratung wünschen, den Termin verschieben oder gar absagen wollen, so scheuen Sie sich nicht, Ihren Bedürfnissen und Ihrem Gefühl entsprechend zu handeln! Schließlich geht es um Ihren Körper und die Operation soll helfen, einen Heilungsprozess in Ihnen zu initiieren.

Das Bejahen der operativen Behandlung als solche sowie die selbstbestimmte Entscheidung für den richtigen Zeitpunkt tragen wesentlich zur Gesundung bei. Obwohl Sie sich behandeln lassen, erleben Sie sich als Mitwirkende und aktivieren bereits damit Ihre Selbstheilungskräfte.

Planen Sie die Operation nicht zu knapp, sondern wählen Sie einen Termin, der anschließend genug Zeit zur Erholung über die Krankschreibung hinaus lässt. Physische Genesungsprozesse und psychische Verarbeitung verlaufen nicht immer kalkulierbar. Erkundigen Sie sich im Vorfeld über die Länge des Zeitraumes, in dem Sie krank geschrieben sein werden und eventuelle Folgebehandlungen. Wenn eine Operation größeren Ausmaßes unter Entfernung von Organen, starken Verwachsungen, mit einer großen Schnittführung oder langen Operationsdauer bevorsteht, planen Sie bereits im Vorfeld die Möglichkeit einer Anschlussheilbehandlung in einer Rehabilitationsklinik ein ▶▶Möglichkeiten der Nachsorge◀◀.

Bei der Durchführung einer Operation oder speziellen Untersuchungen kann ein bestimmter Zeitpunkt Ihres Zyklus bedeutsam und empfehlenswert sein. Fragen Sie Ihren Gynäkologen oder Ihre Gynäkologin, damit Sie Ihren Zyklus rechtzeitig beobachten und entsprechend planen können. Bis zu einer Woche vor und während der Menstruation sollte keine Operation durchgeführt werden, da zu diesem Zeitpunkt die Blutungsbereitschaft höher ist.

Organisation und praktische Anregungen

Rechtzeitiges und vorausplanendes Einkaufen erleichtert wesentlich den Aufenthalt zu Hause nach einer ambulanten Operation oder einer Klinikentlassung. Da Sie nach bestimmten Operationen keine schweren Dinge heben oder anstrengende Tätigkeiten verrichten können, sollte Ihre Wohnung so hergerichtet sein, dass es für Sie nichts zu tun gibt! Bitten Sie bereits im Vorfeld bei Familienangehörigen und im Freundeskreis um Unterstützung oder nehmen Sie eine Haushaltshilfe für die Zeit nach der Operation in Anspruch, vor allem wenn Sie kleine Kinder haben ▶▶Möglichkeiten der Nachsorge◀◀.

Sorgen Sie für bequeme Kleidung während des Klinikaufenthaltes, den Heimweg und die Zeit danach: Hosen, die am Bauch nicht drücken, Schuhe zum Hineinschlüpfen, Unterwäsche, die nicht am Bauchnabel drückt, eventuell glatte Gewebe wie Satin-Pyjamas und Nachthemden, um leicht aus dem Bett zu rutschen. Genauso wichtig ist es, dass Sie sich wohl fühlen in Ihrer Kleidung. Vielleicht möchten Sie ein Lieblingsstück mit in die Klinik nehmen oder sich aus diesem Anlass ein neues Kleidungsstück schenken. Ein kleines Kissen, das auf den Bauch gehalten wird, kann diesen bei Erschütterungen durch Husten, Lachen, Niesen und beim Autofahren stützen. Nehmen Sie persönliche Dinge mit, die Sie gerne um sich haben möchten und die Ihnen ein Gefühl von innerer Geborgenheit vermitteln.

Zu Beginn eines Klinikaufenthaltes müssen einige Aufnahmeformalitäten erledigt werden. Mit Ihrer Unterschrift auf dem Aufnahmeformular kommt der Behandlungsvertrag mit dem Krankenhaus zustande. Der Vertrag umfasst ärztliche Behandlung, Pflege, Unterkunft und die Verpflegung in der Klinik.

Alle angebotenen Wahlleistungen (Einzelzimmer, Telefon, Fernseher oder die Behandlung durch den Chefarzt oder die Chefärztin) müssen selbst bezahlt werden! Bei einer privaten Zusatzversicherung sollten Sie im Vorfeld abklären, welche der Leistungen übernommen werden. Auch wenn Sie eine Chefarztbehandlung vereinbart haben, kann dieser bei einer unvorhersehbaren Verhinderung durch einen anderen Arzt oder Ärztin vertreten werden. Mündliche Absprachen und Ausnahmeregelungen, um von einer bestimmten Ärztin oder Arzt behandelt zu werden, sind möglich, wenn Sie bereit sind, sich auf deren Zeitplan einzustellen. Überlegen Sie sich, ob Sie beim Aufnahmegespräch eine Vertrauensperson angeben möchten, gegenüber der der Arzt oder die Ärztin Auskunft geben kann und welche Ihrer Angehörigen bei Bedarf benachrichtigt werden sollen ▸▸Patientinnenrechte◂◂.

Sofern Sie bereits über Vorerfahrungen mit Operationen und Ihren Reaktionen auf Betäubungsmittel verfügen, klären Sie mit der Narkoseärztin oder dem Narkosearzt die geeignete Narkosemethode ab und erzählen Sie von eventuell aufgetretenen Negativerfahrungen aus der Vergangenheit. Eine verträgliche Narkose verursacht weder Brennen an der Injektionsstelle und in den Blutgefäßen, noch starke Übelkeits- und Schwindelgefühle vor dem Einschlafen und nach dem Aufwachen. Fragen

Sie nach, ob es möglich ist, bis ungefähr eine Stunde vor der Operation zu trinken, was erfahrungsgemäß die Operation verträglicher werden lässt oder lassen Sie sich sogenannte *Lemonsticks* für die Zeit unmittelbar nach der Operation zur Verfügung stellen. Da nach dem Aufwachen aus der Narkose der Mund sehr trocken und Trinken noch nicht erlaubt ist, hat sich das Lutschen dieser Lemonsticks als sehr angenehm erwiesen.

Auch wenn Sie keine Zusatzversicherung besitzen, kann es lohnenswert sein, bei der Klinikverwaltung nach einem Einzel- oder Doppelzimmer zu fragen, da Räume leer stehen können. Erkundigen Sie sich, ob es möglich ist, während der Operation über Walkman entspannende Musik oder eine Lieblingscassette zu hören. Sie können auch den Narkosearzt, eine operierende Ärztin oder Operationsschwester bitten, Ihnen während der Operation positive und beruhigende Dinge zu sagen. Selbst wenn Sie durch die Narkosewirkung nicht bei vollem Bewusstsein sind, nehmen Ihr Körper und Ihre Seele alles wahr, was um Sie herum und mit Ihnen geschieht.

Bis auf kleinere operative Behandlungen erfolgt die Aufnahme in die Klinik am Tag vor der Operation. An diesem Tag finden die letzten Untersuchungen, Gespräche mit dem Narkosearzt und vorbereitende Maßnahmen wie Blutentnahme, Darmreinigung und Rasur des zu operierenden Körperbereiches, statt. Sollte Ihnen das Rasieren Ihres Venushaares durch eine Krankenschwester unangenehm sein, so fragen Sie, ob und wann Sie es selbst tun können. Denken Sie daran, sich zum Zeitvertreib und zur Entspannung angenehme Dinge für diesen Tag mitzunehmen und überlegen Sie, ob Sie lieber alleine sein möchten oder sich Besuch von einem lieben Menschen wünschen! Fragen Sie noch vor der Operation, ob und ab wann ein Besuch am Tag der Operation möglich und sinnvoll ist.

Die innere Vorbereitung

Je weniger Stress Sie haben, um so mehr Kraft steht Ihnen für Ihre Heilung zur Verfügung. Achten Sie auf genügend erholsamen Schlaf und Ihre Träume. Visualisierungen und Entspannungsbilder vor der Operation mobilisieren und bestärken Ihre Selbstheilungskräfte. Eine Bachblütenbehandlung kann beruhigend und harmonisierend auf Ihren seelischen Zustand einwirken ▸▸Selbsthilfemaßnahmen und naturheilkundliche Begleitung◂◂.

Innere Einstimmung geschieht auch durch bewusste Auseinandersetzung. Überlegen Sie, wie viel und welche Art der Auseinandersetzung Ihnen entspricht. Suchen Sie sich eine oder mehrere Geprächspersonen, denen Sie sich anvertrauen können. Besprechen Sie mit Ihrem Partner oder Ihrer Partnerin die möglichen Auswirkungen oder Einschränkungen der krankheits- und operationsbedingten Folgen auf Ihre Beziehung.

Bewusster Abschied und Rituale

Wenn es sich bei der bevorstehenden Operation um eine Organentfernung handelt, kann ein bewusst gestalteter Abschied helfen. Sie können sich innerlich von Ihrem Organ in Form eines Zwiegesprächs verabschieden und die Funktion des Organs würdigen. Damit wird eine bewusste Auseinandersetzung und Verarbeitung stark eingreifender Behandlungsmethoden eingeleitet und das innere Wissen und die eigene Intuition aktiviert.

Rituale stellen eine heilsame und kreative Möglichkeit dar, bestimmte Erfahrungen, Übergangssituationen und schwere Ereignisse im Leben anzunehmen, zu verarbeiten und darüber hinaus bewusst zu gestalten. Sie bieten Struktur und Halt in Zeiten großer Veränderung. Gleichzeitig vermitteln Rituale die Hinwendung zur eigenen Person und zu gefühlsmäßigem Erleben.

Ein schönes Beispiel für solch ein Ritual wird von Jeanne Achterberg in ihrem Buch *Rituale der Heilung* beschrieben: *Teresa entschied, sich noch ein paar Tage Zeit zu nehmen, um sich mit dem Eingriff anzufreunden. Sie wusste, dass sie dem Arzt Vertrauen entgegenbringen musste. Außerdem war sie von Trauer überwältigt, weil sie einen Teil ihrer hochgeschätzten Weiblichkeit verlieren sollte. (...) Die Frauen kamen in Teresas Garten zu einem Heilungskreis zusammen. Eine Schere, eine Kugel Ton und ein Krug mit Wasser befanden sich in der Mitte des Kreises. Teresa wusste, wie wichtig es war, dass sie und nicht der Chirurg den ersten symbolischen Schnitt machte. Sie verließ kurz den Kreis, schnitt eine vollerblühte gelbe Rose ab und tat sie in den Krug in der Mitte. Der Rosenstrauch blieb in der Welt, so wie sie ebenfalls in der Welt bleiben und mit Kraft und Persönlichkeit alt werden wollte. Dann formte sie aus dem Ton die Figur einer Göttin mit nur einer Brust. Die Frauen sangen Verse aus dem Lied ‚The Rose'. Am Ende des Abends öffneten die Frauen den Kreis und teilten auf alte Art Speise und*

Trank miteinander. Am nächsten Morgen begab sich Teresa ins Krankenhaus...

3. Möglichkeiten der Nachsorge

Inwieweit Nachsorgetherapien in Form von Anschlussheilbehandlungen oder Kuren nach gynäkologischen Operationen sinnvoll sind, ist bei Ärzten und Ärztinnen umstritten. Da je nach Ausmaß der Operation und der individuellen Krankengeschichte die Belastungen auf Grund der Operation noch länger spürbar sein können und oft erst zu Hause im Alltag bemerkt werden, sollte grundsätzlich überlegt werden, ob eine oder mehrere Möglichkeiten der Nachsorge zur vollständigen Rekonvaleszenz nötig sein könnten.

Wenn Sie das Gefühl haben, nach der Operation und dem Klinikaufenthalt noch mehr Pflege und Ruhe zur Genesung zu benötigen, sprechen Sie das Problem bei Ihrem Arzt oder Ihrer Ärztin an. In Deutschland besteht ein gesetzlich geregelter Anspruch auf Rehabilitationsleistungen.

Jede größere Klinik besitzt in der Regel einen Kliniksozialdienst, zu dessen Aufgaben die Auswahl von geeigneten und erforderlichen Maßnahmen zur Wiedereingliederung der Patientin und zur Stabilisierung des Behandlungserfolges gehören. Jede Patientin kann um den Besuch einer Person des Sozialdienstes oder des berufsbegleitenden Dienstes nachfragen, die darüber hinaus bei den Formalitäten behilflich sind.

Wenn eine Anschlussbehandlung erforderlich ist, kann nach der Entlassung aus dem Krankenhaus die Krankenkasse mit der behandelnden Ärztin oder dem Arzt ein Eil-Heilverfahren, eine Anschlussgesundheitsmaßnahme oder Kur- und Rehabilitationsmaßnahmen einleiten.

Voraussetzung für Rehabilitationsleistungen aus der Rentenversicherung ist die Gefährdung der Erwerbsfähigkeit durch die Erkrankung und dass bereits Funktionseinschränkungen vorliegen, die Auswirkung auf die berufliche Tätigkeit haben.

Eine Kostenübernahme durch die Krankenkasse ist dann gegeben, wenn die medizinische Rehabilitation im Vordergrund steht. Da eine genaue Abgrenzung zur beruflichen Rehabilitation nicht immer einfach ist, sollten Einzelheiten mit der Krankenkasse und dem Rentenversicherungsträger abgeklärt werden.

Informationen und Beratung erhalten Sie bei folgenden Institutionen:

- Die Träger der Sozialversicherung (Kranken-, Pflege- und Rentenversicherung, Arbeitsamt) sind auskunftspflichtig. Bei den Krankenkassen gibt es besonders geschulte Rehabilitationsmitarbeiter und Mitarbeiterinnen, die angefragt werden können.
- Sozialverbände, wie zum Beispiel der Reichsbund und der Verband der Behinderten und Sozialrentner Deutschlands e. V. (VdK) haben sich auf sozialrechtliche Fragen spezialisiert.
- Patientenstellen und Verbraucherzentralen bieten Beratung, Informationen, sowie Kontakte zu Selbsthilfeorganisationen.
- Die Endometriose-Vereinigung Deutschland e. V. hilft mit Beratung und vielfältigen Informationen für an Endometriose erkrankte Frauen weiter.
- Bei Krebserkrankungen helfen der Krebsinformationsdienst (KID) mit telefonischen Beratungen und Auskünften sowie die Deutsche Krebshilfe und die Gesellschaft für Biologische Krebsabwehr weiter.

Die Anschlussheilbehandlung

Die Anschlussheilbehandlung (AHB) ist eine besondere Form der Rehabilitation, die sich direkt an einen Klinikaufenthalt anschließt. Anschlussheilbehandlungen sind nur in ausgewählten Rehabilitationskliniken möglich. Ziel einer gynäkologischen Anschlussheilbehandlung ist es, so früh wie möglich die Folgen einer größeren Operation zu behandeln, um eine Chronifizierung zu vermeiden und zur Stärkung der Selbstheilungskräfte und Bewältigung der Erkrankung beizutragen. Die Dauer der Anschlussheilbehandlung beträgt in der Regel drei Wochen und muss unmittelbar oder spätestens vierzehn Tage nach Abschluss einer stationären Krankenhausbehandlung beginnen und von der Akutklinik noch während der stationären Behandlung in die Wege geleitet werden.

Der Zusatz, dass die Rehabilitationsmaßnahme unter gynäkologischer Betreuung durchgeführt werden soll, kann verhindern, dass eine ausschließlich psychosomatisch orientierte Klinik ausgewählt wird.

Das therapeutische Angebot der Anschlussheilbehandlung besteht in der Regel aus medizinischen Behandlungen, krankengymnastischen und anderen Anwendungen wie Massagen, Lymphdrainage, Beckenbodentraining, Solebädern, Fangopackungen und anderen körperorientierten

Verfahren sowie psycho-sozialen Angeboten in Form von Informations- und Gesprächsgruppen, psychologischer Einzelberatung, Autogenem Training, Schmerzbewältigung, Selbstsicherheitstraining, Sozialberatung und weiteren Methoden.

❖

- In dem Antrag müssen die Art der Operation und die Operationskomplikationen vermerkt sein.
- Die Funktionseinschränkungen müssen von der jeweiligen Ärztin oder dem Arzt deutlich beschrieben werden.
- Es kann hilfreich sein, sich im Vorfeld des Antrages von einem Arzt oder einer Ärztin der in Frage kommenden AHB-Klinik beraten zu lassen.
- Der Antrag muss noch in der Akutklinik gestellt werden.
- Die AHB muss direkt oder maximal 14 Tage nach dem Klinikaufenthalt beginnen.
- Wenn der Zeitpunkt für eine Anschlussheilbehandlung verpasst wird oder bei dringlicher Notwendigkeit keine der aufgeführten AHB Indikationen zutreffen, kann ein Eilheilverfahren beantragt werden.
- In manchen Kliniken ist auf Antrag die Mitnahme von Kindern möglich, die vor Ort betreut werden.

❖

Gynäkologische Rehabilitation

Das Selbstverständnis des therapeutischen Konzeptes der gynäkologischen Rehabilitation in der Klinik Bad Salzuflen lautet folgendermaßen: *Die komplexe Therapie wird bestimmt durch die bestehende gynäkologische Erkrankung, die operative Maßnahme sowie Art und Ausmaß der postoperativen Funktionseinschränkung. Ebenso wichtig sind sozialmedizinische Aspekte und die Berücksichtigung frauenspezifischer Konfliktkonstellationen.* Hier werden spezielle Therapiekonzepte zu Endometriose, Harninkontinenz, vielfach operierten Schmerzpatientinnen und krebserkrankten Frauen angeboten. Adressen von weiteren Kliniken mit gynäkologischer Rehabilitation sind im Anhang aufgeführt.

Nach- und Festigungskuren werden bei Krebserkrankungen von den Trägern der gesetzlichen Rentenversicherung gewährt. Sie müssen dort selbst beantragt werden und können auch von nicht versicherten Angehörigen sowie Rentnern und Rentnerinnen in Anspruch genommen werden.

Grundsätzlich können in Härtefällen Alleinerziehende, Personen unter einer bestimmten Einkommensgrenze und Pflegebedürftige auf Antrag vollständig oder teilweise von der Zuzahlung befreit werden. Arbeitslose Frauen, Sozialhilfeempfängerinnen und Bezieherinnen von Ausbildungsförderung sind ohne Überprüfung der Einkommensverhältnisse von der Zuzahlung befreit.

Weitere Informationen:
Merkblatt zum Antrag auf Leistungen zur Rehabilitation, BfA, Bestellnr.: 8.7100 1.
KID Krebsinformationsdienst
Gesellschaft für Biologische Krebsabwehr e.V.
Auskünfte geben Hausärzte und Hausärztinnen, Krankenkassen und Rehabilitationskliniken.

Eine Mutter-Kind-Kur können Frauen mit ihren Kindern bis zu einem Alter von 14 Jahren in Anspruch nehmen. Eine Müttergenesungskur kann jede Frau mit gesundheitlichen Störungen und Erkrankungen im Alter von 18 bis 70 Jahren beantragen.

Das Mutter-Kind-Hilfswerk e.V. berät über die Kurmaßnahmen und übernimmt kostenlos die Beantragung und Abwicklung der Kur. Außerdem werden Beihilfen zu Kurmaßnahmen finanziert und notwendige Kurnachbehandlungen gewährt. Kirchliche Beratungsstellen (Caritasverband, Diakonisches Werk) bieten Informationen und die Kuren können über die Verbände beantragt werden. Der Deutsche Paritätische Wohlfahrtsverband bietet Kurvermittlung für Mütter, Väter und Kinder an. Neben der allgemeinen Beratung und Vermittlung wird die Antragstellung, Kostenabrechnung und Nachsorge im Anschluss an eine Kurmaßnahme geregelt. Die Arbeiterwohlfahrt vermittelt ebenfalls Mutter-Kind-Kuren.

Klinikaufenthalt mit frauenspezifischem Behandlungskonzept
Der stationäre Aufenthalt in einer psychosomatisch orientierten Klinik bietet den Vorteil einer ganzheitlich orientierten Hilfe bei stark einschränkenden chronischen Erkrankungen wie Endometriose oder nach belastenden Operationserfahrungen. Hier steht nicht nur die Behandlung im Vorder-

grund, sondern auch der Umgang mit chronischen Schmerzen oder anderen körperlichen Beeinträchtigungen und den seelischen Belastungen.

Für das Selbstverständnis der Psychosomatischen Therapie bei Frauen mit gynäkologischen Erkrankungen und Operationen in der Klinik Bad Wildungen steht: *Die therapeutische Arbeit geht von einer positiven Definition des weiblichen Körpers aus. (...) Die Erkrankungen und Eingriffe an den weiblichen Organen sind deshalb oft verbunden mit existentiellen Verlust- und Todesängsten, mit dem Gefühl der Entwertung und irrationalen Ängsten. Die Bearbeitung des Organverlustes, also die Trauerarbeit und der dahinter stehende Verlust von Weiblichkeit ist sowohl in der Gruppentherapie wie auch im Einzelgespräch wichtiger Bestandteil. (...) Ein weiteres, für Frauen im Zusammenhang mit Erkrankungen oft schambesetztes Thema ist die Sexualität bzw. deren mögliche Veränderung nach operativen Eingriffen.*

In anderen Kliniken wie in der Psychosomatischen Abteilung der Habichtswald Klinik, existieren spezielle Frauengruppen. Falls Sie ein frauenspezifisches Konzept oder die Möglichkeit von Frauengruppen für sich wünschen, fragen Sie vor der Antragstellung in der jeweiligen Klinik nach! Die Zuweisung in bestimmte Kliniken von Seiten der Kostenträger erfolgt meist in Unkenntnis dortiger spezifischer Angebote.

Ist im Anschluss an einen Krankenhausaufenthalt häusliche Pflege notwendig, muss die behandelnde Ärztin oder der Arzt eine entsprechende Verordnung ausstellen, damit die gesetzlichen Krankenkassen diese Maßnahme finanzieren.

Antrag auf Feststellung einer Schwerbehinderung

Menschen mit schweren Erkrankungen oder Beeinträchtigungen können beim zuständigen Versorgungsamt einen Antrag nach dem Schwerbehindertenrecht stellen. Nach dem Gesetz von 1996 werden bei der Begutachtung auch Behinderungen berücksichtigt, deren Auswirkung zu einer nicht nur vorübergehenden Beeinträchtigung führen. Als nicht nur vorübergehend gilt ein Zeitraum von mehr als sechs Monaten. An Krebs erkrankte oder unter anderen schweren chronischen Erkrankungen, wie zum Beispiel Endometriose, leidende Frauen können einen Antrag stellen. Auch der Verlust von Organen und damit einhergehende Beeinträchtigungen berechtigen zur Feststellung einer Behinderung. Die Anträge liegen bei den Versorgungsämtern aus.

- Ein Schwerbehindertenausweis sagt nichts über die berufliche und persönliche Leistungsfähigkeit aus, sondern bezieht sich auf die Auswirkungen einer Behinderung in allen Lebensbereichen!
- Es ist grundsätzlich sinnvoll, einen Behindertenausweis zu beantragen, allerdings kann es vorkommen, dass Schwerbehinderte im Berufsleben benachteiligt werden.
- In einer Bewerbungssituation besitzt der Arbeitgeber das Fragerecht und nicht der Wahrheit entsprechende Antworten stellen einen Kündigungsgrund dar.
- Es besteht jedoch keine Mitteilungspflicht und es gibt keinerlei Verpflichtung, von sich aus den Behindertenausweis zu erwähnen!
- Schwerbehinderte, die einen Arbeitsplatz suchen, können sich beim Arbeitsamt über Eingliederungshilfen informieren.

Von der antragstellenden Ärztin oder Arzt darf nicht nur die Diagnose angegeben, sondern es müssen auch die Auswirkungen, die die Erkrankung auf Körper, Psyche und das Alltagsleben der betroffenen Frau hat, beschrieben werden. Die Beschreibung des Ausmaßes der Behinderung im Antrag sollte sich auf alle Lebensbereiche beziehen. Auf Grund dieser Angaben wird dann vom Versorgungsamt der Grad der Behinderung (GdB) bestimmt. Ab 50 Prozent GdB gilt ein Mensch nach dem Gesetz als schwerbehindert. Ab 30 Prozent GdB kann beim Arbeitsamt einen Gleichstellungsantrag gestellt werden, sofern aufgrund der Behinderung ein Arbeitsplatz nicht erlangt oder behalten werden kann.

Weiterführende Informationen:

- Das Bundesministerium für Arbeit hat Anhaltspunkte für die ärztliche Gutachtertätigkeit im sozialen Entschädigungsrecht und nach dem Schwerbehindertengesetz herausgegeben (Köllen Verlag 1996).
- Fragen und Antworten zu Leistungen der Sozialversicherung. Eine Broschüre für an Krebs erkrankte Menschen; Hrsg. Sonnenberg-Klinik.
- Endo-Info Nr. 5 1999, Endometriose-Vereinigung Deutschland e.V.

X. Selbsthilfemaßnahmen und naturheilkundliche Begleitung

Man kann mit einer Operation genauso umgehen wie mit einer Heilungszeremonie. Dr. med. Christiane Northrup.

In diesem Kapitel werden verschiedene naturheilkundliche Maßnahmen beschrieben, die zur Prophylaxe, allgemeinen Stärkung und Behandlung operationsbedingter Beschwerden angewendet werden können. Die Vielzahl der aufgeführten Möglichkeiten aus der Pflanzenheilkunde, Homöopathie, Biochemie nach Dr. Schüssler und der Ernährungslehre soll Ihnen eine Auswahl an Behandlungsweisen zur Verfügung stellen. Die einzelnen Methoden sind miteinander kombinierbar, wirken jedoch gut für sich alleine. Besonders häufig angewendete und bewährte Heilpflanzen oder Homöopathika sind ausführlicher beschrieben. Wählen und probieren Sie das aus, was Sie nach Ihren Vorlieben, Ihrem Gefühl oder Ihrer Erfahrung anspricht und fühlen Sie sich ermutigt, auf behutsame Weise Ihre eigenen Erfahrungen zu sammeln. Viele der beschriebenen Maßnahmen sind unter Berücksichtigung *folgender Aspekte* zur Selbstbehandlung geeignet:

Wenn Sie sich bereits in medizinischer oder naturheilkundlicher Behandlung befinden, sollten Sie die zusätzliche Einnahme der aufgeführten Homöopathika und Heilpflanzen mit Ihrer Behandlerin oder Ihrem Behandler besprechen.

Eine konstitutionelle homöopathische Behandlung sollte vor einer Operation unterbrochen werden, wenn Sie andere homöopathische Mittel prophylaktisch oder als Akutmittel verwenden möchten. Zum Ende der Rekonvaleszenz kann dann die konstitutionelle Therapie wieder aufgenommen oder eine solche zur Behandlung der chronischen Grunderkrankung begonnen werden.

Die angegebenen Heilpflanzen, Ernährungshinweise, Homöopathika, Bachblüten und anderen Maßnahmen haben sich im allgemeinen zur Vermeidung und Behandlung von Beschwerden bewährt. Trotzdem reagiert jeder Mensch individuell auf die Anwendung der Heilmittel. Achten Sie grundsätzlich auf Ihre Körperreaktionen und Ihr Gefühl, wenn Sie eines der empfohlenen Mittel nehmen und modifizieren Sie die Dosis und Einnahmedauer innerhalb des angegebenen Spielraumes Ihrer

Befindlichkeit entsprechend. Sollten Sie das – wenn auch nur unbestimmte – Gefühl haben, das jeweilige Heilmittel tue Ihnen nicht gut, dann setzen Sie es ab.

Bei schweren chronischen Erkrankungen wie Epilepsie, Diabetes, Nieren-, Leber- sowie Herz-Kreislauf-Erkrankungen, Allergien und psychiatrischen Erkrankungen besprechen Sie die Einnahme und Vorbereitungsmaßnahmen mit Ihrem Arzt oder Ihrer Heilpraktikerin! Selbstmedikation erfordert ein feines Gespür und einen verantwortungsbewussten Umgang mit der Einnahme und Verwendung von Heilmitteln. Bedenken Sie, dass es sich auch bei einem Heilkräutertee um hochwirksame Medizin handelt und konsultieren Sie bei aufkommenden Unklarheiten immer eine Ärztin oder einen Heilpraktiker!

1. Die Homöopathie

Die Homöopathie wurde vor über 200 Jahren von dem deutschen Arzt Samuel Hahnemann begründet und wird heute in vielen Ländern der Erde erfolgreich praktiziert. Ihr wichtigster Grundsatz lautet: *Similia similibus curantur – Ähnliches möge mit Ähnlichem geheilt werden,* was als *Ähnlichkeitsgesetz* bekannt ist. Alle homöopathischen Mittel wurden an gesunden Menschen geprüft (Arzneimittelprüfung) und die beobachteten Symptome in Arzneimittellehren (Materia medicae) zusammengestellt. Tauchen nun bestimmte Beschwerden bei einer Person auf, wird das entsprechende, das heißt ähnlichste Mittel verschrieben. Dieses individuell passende *Medikament* setzt einen Reiz, der die Selbstheilungskräfte im Organismus stimuliert. Dem zugrunde liegt die Ansicht, dass Krankheit eine Störung der Lebenskraft bedeutet, die in den individuell recht unterschiedlichen Symptomen zum Ausdruck kommt.

Die Besonderheit der homöopathischen Medikamente

Ein weiteres homöopathisches Prinzip ist das der sogenannten Potenzierung oder Dynamisierung, das heißt der Verdünnung und Verschüttelung der Arzneimittel. Aus der Ausgangssubstanz, die dem Tier-, Pflanzen- oder Mineralreich entstammen kann, wird eine Urtinktur hergestellt, die dann im Verhältnis 1 : 10 (D-Potenzen) oder 1 : 100 (C-Potenzen) verdünnt wird. Jedem Verdünnungsschritt folgt eine Verschüttelungsprozedur. Die Potenz D 6 bedeutet, dass das Mittel sechsmal im Verhältnis 1 : 10, eine

Potenz C 30 dreißig mal um den Faktor 100 verdünnt wurde. Hahnemann entwickelte die Prozedur der Potenzierung, um die Medikamente verträglicher zu gestalten und Verschlimmerungen zu vermeiden. Er stellte außerdem fest, dass die höher potenzierten Mittel rascher und effektiver wirken.

Während bei den C-Potenzen und einer weiteren Herstellungsform, den LM- oder Q-Potenzen, von der Hochpotenz-Homöopathie gesprochen wird, handelt es sich bei den D-Potenzen bis zur D 30 um Tiefpotenzen. In der Hochpotenz-Homöopathie oder der Klassischen Homöopathie werden nur Einzelmittel verschrieben, die dem Wesen der Beschwerdesymptomatik entsprechen müssen.

Erscheinen nun bestimmte Erkrankungen und Zustände, die bei den meisten Menschen gleichartige Symptome hervorrufen, wie es zum Beispiel bei Lebensmittelvergiftungen, Unfällen, Verletzungen, bestimmten Infektionserkrankungen und Operationen der Fall sein kann, so hat sich hierbei die Einnahme von Standardmitteln bewährt. Diese Mittel können auch in niedrigen Potenzen, üblicherweise in D 6 oder D 12, verabreicht werden, müssen dann allerdings öfter eingenommen werden.

Hinweise zur Einnahme der homöopathischen Mittel

Urtinkturen und tiefe Potenzen wirken eher körper- und organbezogen. Sie müssen häufiger wiederholt und stärker dosiert werden. Von einem Mittel in D 6 können 2 bis 5 mal täglich jeweils 1 Tablette, 5 Tropfen oder Globuli eingenommen werden. Diese Behandlungsform eignet sich zum Aufbau, beispielsweise der Vitalkräfte nach großem Blutverlust, wobei das geeignete Mittel so lange eingenommen wird, bis Sie sich wieder besser fühlen. Zur Behandlung akuter Beschwerden haben sich die Potenzstufen C 30 und C 200 in ihrer Wirksamkeit sehr bewährt.

Hochpotenzen werden meist nur einmalig eingenommen oder selten wiederholt. Von einem Mittel in C 30 werden drei Globuli unter oder auf die Zunge gelegt und im Mund langsam aufgelöst, von einer C 200 zwei Globuli und einer C 1000 nur noch eines. Wenn Sie sich selbst behandeln, ist es sinnvoll, mit C 30- und C 200-Potenzen zu arbeiten. Im akuten Stadium eines Krankheitszustandes oder unmittelbar nach der Operation, beziehungsweise wenn eine Wiederholung des Mittels nötig ist, können Sie die Globuli in einem Glas Wasser auflösen und über den Tag verteilt schluckweise zu sich nehmen, wobei Sie vor jedem neuen

Schluck kräftig umrühren sollten. Dies dient der Steigerung des Arzneimittelreizes, um den Organismus von neuem zu stimulieren. Eine andere Möglichkeit besteht darin, am ersten Tag nach der Operation beispielsweise drei Globuli Arnica C 30 einzunehmen und am zweiten Tag zwei Globuli desselben Mittels in C 200. Sollten Sie bei der Behandlung eines akuten Zustandes – zum Beispiel Übelkeit nach der Narkose – keine schnelle Besserung Ihrer Beschwerden nach Einnahme des Mittels verspüren, so handelte es sich nicht um das richtige Mittel. Verändern sich die Beschwerden nach zwei weiteren ausprobierten Mitteln nicht, so befragen Sie Ihre Heilpraktikerin oder Ihren Arzt.

Ein Mittel wird dann wiederholt, wenn nach der ersten Gabe eine Besserung eingetreten ist, die eine Weile angehalten hat und der Zustand sich wieder zu verschlechtern beginnt oder länger stagniert. Manchmal tritt nach der Einnahme eine kurzfristige Verschlimmerung der Beschwerden auf (Erstverschlimmerung), gefolgt von einer stetigen Besserung der Symptome. Dies ist ein Zeichen dafür, dass das Mittel gut gewählt ist und der Körper auf den Arzneimittelreiz reagiert. Ein Mittel darf auf keinen Fall wiederholt werden, solange sich eine Verschlimmerung nach der Einnahme zeigt, die Beschwerden geheilt sind oder wenn neue Symptome auftreten. Grundsätzlich gilt in der Homöopathie: weniger ist mehr!

Starke ätherische Ole, wie zum Beispiel Kamille, Pfefferminze und Kampfer, sowie Kaffee können die Wirkung homöopathischer Medikamente aufheben (antidotieren). Während der Vor- oder Nachbehandlung bei Operationen oder der Therapie akuter Zustände sollten keine homöopathischen Konstitutionsmittel zur Behandlung der chronischen Erkrankung eingenommen werden.

Im Vorfeld der Operation

Zur Vermeidung von Komplikationen und zur allgemeinen Stärkung des Organismus

Schafgarbentee vor und nach der Operation getrunken wirkt erleichternd und unterstützt die Heilung. Die Schafgarbe wirkt entzündungshemmend, krampflösend, antiseptisch, blutstillend, blutbildend, blutreinigend, anregend, tonisierend und allgemein ausgleichend. Sie hilft bei Magen- und Darmerkrankungen, Blähungen, Blasen- und Nierenschwäche, Unterleibsentzündungen, schmerzhafter und ausbleibender Menstruation, Beschwerden in den Wechseljahren, Hauterkrankungen, Rheuma, Gicht, Wunden und Kopfschmerzen. Die Schafgarbe hilft Gegensätzliches zu integrieren und ist besonders geeignet in Zeiten des Wandels und Übergangs. Diese zu alten Zeiten hochverehrte Heilpflanze kann als Essenz in Bädern oder in der Duftlampe, beispielsweise zur Beruhigung vermischt mit Melisse, angewendet werden.

Zur Beruhigung und gegen Schock und Angst
Lavendelöl fein kann Schlaf- und Beruhigungstabletten vor und nach der Operation ersetzen. Auf einen Duftstein oder ein Tuch geträufelt, kommt das ätherische Öl direkt am Bett zur Wirkung. *Rosenöl* wirkt harmonisierend und krampflösend. Es hilft bei seelischen Tiefs und Depressionen, wirkt Ängsten entgegen und öffnet das Herz. Lavendel und Rose lassen sich gut mit Neroli, dem Öl aus Orangenblüten, mischen.

Neroli (Orangenblütenöl). Neroli gehört zu den Essenzen, die im psychischen Bereich stark wirksam sind. Es wirkt sowohl beruhigend, schlaffördernd, als auch stärkend und kann bei Depressionen, Ängsten sowie Schockzuständen, ähnlich wie die Rescue-Tropfen, zur Anwendung kommen. *Der süße Duft dringt tief in die Seele, stabilisiert und baut auf. Er entkrampft bei lang anhaltender psychischer Verspannung, gibt Kraft in scheinbar ausweglosen Situationen und hilft bei starker seelischer Erschöpfung. Bei Menschen, die nach langanhaltender Krise dünnhäutig geworden sind, kann Neroli die Aura stärken und eine schützende Hülle bilden* (Fischer-Rizzi 1991).

Die *Rescue-Tropfen* sind eine spezielle Mischung der Bachblüten, benannt nach dem englischen Arzt Edward Bach, der auf seiner Suche nach einer *einfacheren, natürlichen Heilmethode* deren Wirksamkeit entdeckte. Die einzelnen Blütenessenzen können auf bestimmte krankmachende Seelenkonzepte einwirken und die gesamte Persönlichkeit harmonisieren. In der Regel wird eine Blütenmischung individuell zusammengestellt. Bei den Rescue-Tropfen handelt es sich um eine Kombination fünf verschiedener Bachblütenessenzen, die sich bei der Behandlung akuter Schockzustände bewährt hat. Diese Mischung kann bei Unfällen, Operationen, plötzlichen Krankheiten und bei starken Ängsten, Erwartungsspannung und unangenehmen Nachrichten eingesetzt werden. Wenn nötig, kann die Notfall-Mischung über einen längeren Zeitraum genommen werden. Sie dient aber normalerweise der ersten Hilfe bei kleineren und größeren seelischen Notsituationen und ist nicht zur Dauertherapie geeignet.

Für die Zubereitung zur Einnahme werden die Rescue-Tropfen doppelt so stark dosiert wie die anderen Blütenessenzen. Dabei werden 4 Tropfen aus der stockbottle (Vorratsflasche), die in Apotheken erhältlich ist, in eine 30 ml-Einnahmeflasche (Medizinflasche mit Tropfer oder Pipette) oder 2 Tropfen in eine 10 ml-Einnahmeflasche zusammen mit stillem Wasser und Alkohol gegeben. Unmittelbar vor oder bis zu einer Woche vor der Operation werden viermal 4 Tropfen eingenommen.

Bei panischer Angst bis hin zur Todesangst vor der Operation hilft die einmalige Einnahme des homöopathischen Mittels *Aconit* in der Potenz C 30 oder C 200.

Zur Prophylaxe gegen großen Blutverlust, Blutungen und Schmerzen

10 bis 14 Tage lang vor einer Operation sollten keine Medikamente mit Acetylsalizylsäure (Aspirin, ASS u.a.), einige Wochen vor und bis zu einer Woche nach der Operation keine Vitamin E- und C-Präparate eingenommen werden, da diese durch ihre blutverdünnende Wirkung zu vermehrten Blutungen führen können. Auch Gingko-Präparate sollten mindestens zwei Wochen vor der Operation abgesetzt werden.

Täglich zwei oder mehr Tassen *Brennnesselauszug* oder 10 bis 25 Tropfen *Ampferwurzel-Tinktur* helfen, den Eisengehalt vor einer Operation zu erhöhen. Genügend Eisen im Körper schützt vor Müdigkeit und Infektionen und wirkt einer Blutarmut entgegen.

Brennnessel (Urtica dioica). Brennessel und der Krause Ampfer wirken blutreinigend. Die Brennnessel gehört zu den Heilpflanzen, die einen sehr großen Anwendungsbereich haben. Sie stärkt den ganzen Körper, lindert Blutungen und unterstützt die Blutbildung. Sie enthält Histamin, Enzyme, Chlorophyll, Eisen, Kalk, Magnesium und Vitamin C. Bei Blutarmut und verminderter Widerstandsfähigkeit sollte drei mal täglich 1 Esslöffel Brennnesselsaft (in Reformhäusern erhältlich oder selbst gepresst) getrunken werden.

Die Heilpflanze *Frauenmantel* beeinflusst und reguliert Blutungen aller Art und wird daher bei zu starken und langen Blutungen eingesetzt. Rumänische Wissenschaftler fanden heraus, dass Frauenmantelextrakte eine Vermehrung der Blutplättchen und Verkürzung der Blutgerinnungszeit bewirken und verordneten die Extrakte zur Prophylaxe größerer Blutverluste bei Operationen (Madejsky 2000). Zur Vorbeugung von Blutverlusten sollte der Frauenmantel hochdosiert in Form eines Alchemilla-Extraktes 3 bis 4 mal täglich jeweils 20 Tropfen mindestens eine Woche lang vor der Operation eingenommen werden.

Frauenmantel (Alchemilla xanthochlora). Die Inhaltsstoffe dieses *Heilmittels der Frauen* besitzen blutstillende, entzündungshemmende, narbenbildende, blutreinigende, beruhigende, zusammenziehende und wundheilende Wirkung. Geeignet ist der Frauenmantel zur Nervenberuhigung bei Übelkeit, bei unregelmäßiger und schmerzhafter Menstruation, zur Vorbeugung und Behandlung von Frauenkrankheiten und zur Stärkung der weiblichen Organe. Die Pflanze hilft bei Unterleibsentzündungen, vor und nach der Geburt, wirkt hormonregulierend und die weiblichen Organe schützend.

Gegen den körperlichen Schock, zur Prophylaxe von Blutungen, Blutergüssen und Embolien sowie für eine bessere Heilung dient das homöopathische Mittel *Arnica*. Es kann in der Potenz C 30 ein bis sechs Stunden vor der Operation oder bereits am Tag zuvor sowie nach der Operation eingenommen werden und hat sich in seiner Wirkung sehr bewährt. Manche Ärzte und Homöopathinnen verschreiben das Mittel in einer niedrigeren Potenz D 6 oder D 12 und empfehlen eine längerfristige Einnahme zur Vorbereitung auf die Operation.

Arnica montana (Bergwohlverleih). Arnica gilt als das große Verletzungsmittel in der Homöopathie. Es wirkt auf alle gestauchten und verletzten Gewebe ein, wirkt der Entstehung von Blutergüssen und Blutungen entgegen, hilft beim Abbau von Entzündungsstoffen und vermindert Schmerzen. Allgemein führt es zu einer schnelleren Erholung sowie Wundheilung und dient außerdem der Schockbehandlung auf Körper und Seele. Verletzungen, die gut auf Arnica reagieren, sind sehr empfindlich und fühlen sich wie wund und zerschlagen an. Es ist geeignet bei Unfällen und Operationen sowie Verletzungen aller Art, darf jedoch nie direkt auf offene Wunden gegeben werden! Arnica ist sehr nützlich bei nachoperativen Zuständen und dient der Linderung von Schmerzen und einer schnelleren Heilung.

Zusätzlich helfen vor und nach der Operation *Traumeel*-Tabletten von der Firma Heel. Traumeel ist ein homöopathisches Komplexmittel, in dem unter anderem Arnica, Calendula, Hamamelis, Millefolium, Belladonna,

Bellis perennis und Hypericum miteinander kombiniert sind. Es wird bei Entzündungen an verschiedenen Organen, Verstauchungen, Prellungen, Knochenbrüchen sowie zur Vermeidung nachoperativer Ödeme und Schwellungen eingesetzt. Traumeel unterstützt die prophylaktische Behandlung gegen Blutungsneigung während und nach der Operation.

Ernährung
Verzichten Sie einige Tage vor der Operation auf Kartoffeln, Auberginen und Tomaten, da diese Lebensmittel Glykoalkaloide enthalten, die das Erwachen aus der Narkose verzögern. Karotten und Karottensaft stärken dagegen das Immunsystem und fördern die Wundheilung. Gut für den Organismus ist grundsätzlich leichtverdauliche, vitalstoffreiche Kost mit reichlich Obst, Gemüse und Vollwertgetreide. Schwer verdaulich sind tierische Eiweiße (möglichst keine Eier) und tierische Fette. Reduzieren Sie Genuss*gifte* wie Zucker, Kaffee, Schwarztee, Nikotin und Alkohol, damit die Narkose besser vertragen wird. Sehr günstig wirkt sich auf den Organismus aus, wenn vor der Operation genügend getrunken wird (täglich zwei bis drei Liter Wasser, Kräutertee oder Säfte). Milchsauer vergorene Säfte bewirken eine Entsäuerung des Körpers und enthalten viele Mineralstoffe und Vitamine. Je weniger der Körper selbst belastet ist, um so besser kann er Narkosemittel und andere Medikamente verarbeiten.

Das Absetzen von Medikamenten und Heilpflanzen
Die pflanzlichen Heilmittel Johanniskraut, Ginseng und Knoblauch können zu Problemen bei Operationen führen. Johanniskraut verlängert die Narkose und Ginseng kann bei Beginn der Narkose Herzjagen und hohen Blutdruck verursachen. Sicherheitshalber sollten Sie die Einnahme dieser Mittel zwei Wochen vor der Operation beenden und bei allen anderen Medikamenten, pflanzlichen und homöopathischen Mitteln Ihren behandelnden Arzt oder Ihre Heilpraktikerin konsultieren. Zur Thromboseprophylaxe sollten Hormonpräparate bereits zehn bis zwölf Wochen vor der Operation abgesetzt werden.

Vor schwierigen Operationen

Umfangreichere und schwierigere Operationen bedürfen einer längeren Vorbereitungszeit. Hier sollte bereits ein bis zwei Wochen vorher mit der

Einnahme von Arnica ein bis zwei mal täglich begonnen werden. Bestehen bereits Wochen vor der Operation große Aufgeregtheit und Angstzustände, helfen zur Beruhigung und Schockprophylaxe *Rescue-Tropfen.* ▸▸ Unmittelbar vor der Operation ◂◂.

Zur Förderung der Wundheilung
Enzyme wie Wob- und Phlog-Enzym vor und nach der Operation eingenommen, wirken Ödemen entgegen, stärken die Immunkraft und führen zu einer besseren Wundheilung. Sie unterstützen den Stoffwechsel und fördern den Abbau von Schlack- und Giftstoffen. Bei Krebs sind sie außerdem sinnvoll zur Begleitung einer Chemo- oder Strahlungstherapie. Allerdings sollte drei Tage vor der Operation mit der Behandlung ausgesetzt werden, da die Einnahme zu einer erhöhten Blutungsneigung führen kann. Nach der Operation kann möglichst bald, aber nicht sofort (je nach operativer Behandlung drei bis sieben Tage danach) die Einnahme fortgesetzt werden.

2. Zur Behandlung und Unterstützung nach der Operation

Nach dem Aufwachen aus der Narkose und sobald das Trinken wieder erlaubt ist, kann *Arnica* C 30 im Wasserglas aufgelöst schluckweise über den restlichen Tag verteilt eingenommen werden. Dabei muss vor jedem erneuten Schluck kräftig umgerührt werden! Bei einer großen Operation oder bei Schwierigkeiten mit dem Heilungsverlauf kann Arnica am nächsten oder in den folgenden Tagen in der Potenz C 200 wiederholt werden. Wenn Sie die Einnahme dieses Mittels unmittelbar nach der Operation versäumt haben, wirkt Arnica noch bis zu einigen Wochen nach der Operation positiv auf die Heilung der inneren Wunden!

Rescue-Tropfen können ebenfalls direkt nach der Operation im Wasserglas (4 Tropfen) eingenommen und so lange schluckweise getrunken werden, wie es als nötig empfunden wird. Wenn Sie noch nicht trinken können, lassen Sie sich die Tropfen auf Ihre Lippen, Stirn oder Handgelenke streichen. Durch die Beruhigung von Seele und Geist kann sich der Körper leichter entspannen und der gesamte Organismus schneller zu seiner Mitte zurückfinden.

Für die Zeit der Rekonvaleszenz

Viel Ruhe und Zeit sowie ausgiebiger Schlaf stärken allgemein die Selbstheilungskräfte. Die ersten vierundzwanzig Stunden sollten Sie ausgiebig ruhen und schlafen. Steigen Sie nicht zu rasch wieder in den Arbeitsalltag ein. Wie belastend die operative Behandlung tatsächlich ist, wird oft erst zu Hause und im Beruf spürbar.

Die Dauer der Rekonvaleszenz hängt mit dem Umfang der Operation, dem Ausmaß der Erkrankung und möglichen Voroperationen zusammen. Wie viel Zeit eine Frau benötigt, bis sie wieder gut erholt und arbeitsfähig ist, hat darüber hinaus mit ihren körperlichen und seelischen Kräften und den sozialen Bedingungen, die sie umgeben, zu tun.

Eine Bädertherapie (Balneotherapie) ist, je früher sie nach einer Operation eingesetzt wird, um so intensiver in ihrer Wirkung. Sie dient der Prophylaxe möglicher Komplikationen, dem Abbau von nachoperativem Stress und der allgemeinen Stärkung. Diese intensivierte Form der Nachbehandlung findet am besten in Form einer Anschlussheilbehandlung (AHB) in einer entsprechend ausgestatteten Klinik statt.

Gute vollwertige Ernährung mit leicht verdaulichen und milden Nahrungsmitteln entlasten den Darm und stärken das Immunsystem. Zum Abbau der Narkosemittel und Medikamente sowie zur Stabilisierung des Kreislaufes sollte auf Kaffee, Alkohol, Nikotin und andere Reizstoffe verzichtet und dafür viel Kräutertees, Säfte und Mineralwasser getrunken werden.

Während der Rekonvaleszenzzeit zur Steigerung des Appetits und Allgemeinbefindens kann *Avena sativa* (Saathafer) in der Urtinktur, 3 bis 4 mal täglich, jeweils 5 Tropfen eingenommen werden. *Saathafer* spendet Energie, baut wieder auf und verleiht Spannkraft. Das Getreide wird Kindern zum Aufbau der Kräfte und bei Verstopfung empfohlen. *Hafer* stärkt das Nervensystem bei Stress und kann in Form von Frischkornbrei, Haferflocken oder Haferschleim in die Nahrung integriert oder in flüssiger Form als Extrakt eingenommen werden.

Ist die Rekonvaleszenz verzögert, wurde viel Blut verloren oder besteht Wundheilungsfieber, kann *Chininum arsenicosum D 6*, zweimal täglich 1 Tablette helfen. Dieses schnell wirkende Mittel wird bei Mattigkeit und starker Erschöpfung als allgemeines Tonikum verschrieben ▶▶Bei Schwäche und Erschöpfung◀◀.

Um das Lymphsystem anzuregen, können Sie mit einer nicht zu weichen *Badebürste* mit Naturborsten Ihre Haut täglich vor dem Duschen trocken bürsten. Sie beginnen dabei an den Füßen und bürsten bis hinauf zur Brust und von den Händen zu den Schultern mit sanft streichenden Bewegungen. Das Gesicht und von Verletzungen oder Ausschlag betroffene Hautstellen werden ausgelassen. Leichte, nicht erschöpfende *Spaziergänge* aktivieren zusätzlich den Kreislauf, stärken die Abwehrkraft und stimulieren die Lebensenergie.

Helmkraut beruhigt nervöse Spannungszustände und wirkt Erschöpfungs- und Depressionszuständen entgegen. Die *Berberitze* ist eine der besten Heilpflanzen zur Behandlung von Leberstörungen und zur Anregung des Galleflusses. Sie ist ein bitteres Tonikum mit leicht abführender Wirkung und kann bei Schwäche- und Erschöpfungszuständen zur Stärkung und Reinigung des gesamten Körpers benutzt werden. Eine weitere wichtige Pflanze zur Therapie von Erschöpfung und Schwäche ist der *Ginseng*. Er stärkt die Widerstandskraft, kann die Vitalität und körperliche Ausdauer erhöhen und beeinflusst mit oder ohne Depressionen zusammenhängende Schwäche- und Erschöpfungszustände günstig.

Die *Bachblüte Olive* hilft, wenn man sich körperlich und seelisch ausgelaugt und erschöpft fühlt und alles zuviel wird. Bei der Behandlung mit Bachblüten ist allerdings eine auf die individuelle Verfassung abgestimmte Blütenmischung meist effektiver.

Bei Narkosenachwirkungen

Wie jemand auf eine Narkose oder Betäubung reagiert, hängt nicht nur mit der Dauer und Stärke der Anästhetika zusammen, sondern auch mit der persönlichen Empfänglichkeit und Konstitution. Die häufigsten Nachwirkungen von Narkosen bestehen in Übelkeit, Erbrechen, Verstopfung, Durchfall und Appetitverlust. Schlaflosigkeit, Konzentrationsprobleme und Gefühle von Benebeltsein bis hin zu schweren Orientierungsschwierigkeiten mit Gedächtnisstörungen und Verlust des Zeitgefühls können auftreten. In der homöopathischen Behandlung haben sich einige Mittel sehr bewährt, wobei immer der individuelle Zustand berücksichtigt werden sollte.

Allgemein haben sich bei Übelkeit nach der Narkose *Salzcracker* und *Ginger Ale* bewährt. Das Kauen von Kaugummi und harten Kaubonbons kann die Übelkeit unter Kontrolle halten. Grundsätzlich helfen milde, verträgliche Nahrungsmittel, viel Flüssigkeit (Mineralwasser, milde Kräutertees, Maishaartee) gegen Austrocknung. Obst und Gemüse, wie Backpflaumen oder Spinat verhindern Verstopfung. Auf scharf oder pikant gewürzte und fette Speisen sollte verzichtet werden.

Bei Beschwerden aufgrund der Einnahme von Schmerz- und Schlafmitteln und träger Blasen- und Darmtätigkeit sowie bei Übelkeit und Erbrechen kann das homöopathische Mittel *Nux vomica* C 30, 3 Globuli oder C 200, 2 Globuli eingenommen werden.

Nux vomica (Brechnuss). Nux vomica ist das wichtigste Mittel zur Behandlung von narkosebedingten Nachwirkungen, insbesondere bei Übelkeit und Schlafstörungen. Die betroffene Frau fühlt sich durch die Medikamente und Narkosemittel wie vergiftet. Menschen, die Nux vomica benötigen, sind in der Regel überreizt, empfindlich und angespannt. Sie reagieren stark auf Gerüche, Licht, Lärm und ähnliche Reize und können schnell ärgerlich werden. Nux vomica hilft zusätzlich bei schwerwiegenden Konzentrations- und Gedächtnisproblemen sowie bei Depression und Apathie nach Narkosen.

Bei Übelkeit und Erbrechen mit starker Unruhe, Angst, Kälte und Durst hilft *Arsenicum album.* Liegt ein Kreislaufkollaps mit Totenblässe und kaltem Schweiß vor, ist *Veratrum album* das geeignete Mittel. Bei Schock oder Kollaps mit Übelkeit und Erbrechen wirkt *Camphora,* nach Bedarf eingenommen. Treten nach der Narkose Gedächtnisprobleme, Verwirrung oder Schläfrigkeit auf, kann das homöopathische Mittel *Nux moschata* eingenommen werden.

Sepia C 200 hilft, wenn das Anästhetikum zu einer Funktionsstörung im Kopf mit Schwäche im Denken führt. Die Betroffene fühlt sich nach der Narkose völlig erschöpft und kann eine Zeitlang nicht mehr klar denken und geistig arbeiten. Ist bekannt, dass Narkose- und Betäubungsmittel auf diese Weise nicht vertragen werden, sollte Sepia prophylaktisch eingenommen werden.

Acidum aceticum passt sehr gut zu dem Zustand nach einer schweren Operation bei großer Schwäche, stärkster Übelkeit mit brennenden Schmerzen im Magen. Alle Speisen und Getränke werden wieder erbrochen und es besteht ständiger Reizhusten nach der Narkose, vor allem beim Einatmen.

Bei hauptsächlichen Magen-Darm-Beschwerden nach Anästhesien, bei denen die Betroffenen nur das essen, was sie wollen, obwohl sie es nicht vertragen, kann *Ipecacuanha* helfen. Der Mundgeschmack kann dabei bitter, süßlich oder blutig sein begleitet von ständiger Übelkeit, die durch Erbrechen nicht besser wird, oder einem dauerhaften Husten mit Schleimrasseln und die Betroffene schläft mit halboffenen Augen. Ipecacuanha wirkt gut in C 200 und kann wiederholt werden.

Wenn nach einer Vollnarkose noch längere Zeit Unwohlsein und Vergesslichkeit auftreten, kann das sogenannte Schüsslersalz *Kalium chloratum* helfen. Davon werden täglich 6 Tabletten in D 6 eingenommen. Dieses Mineralsalz gilt als Entgiftungsmittel und trägt zur Verminderung der Nebenwirkungen von Impfungen, Arzneistoffen und Narkosemitteln bei.

Bei Kopfschmerzen hilft Helmkrauttinktur, 5 bis 15 Tropfen. Helmkraut beruhigt nervöse Spannungszustände und belebt gleichzeitig das Zentralnervensystem.

Bei einer überlasteten Leber können 10 bis 20 Tropfen *Löwenzahnwurzeltinktur* oder *Mariendistelsamentinktur* mehrmals täglich mit einem Teelöffel Wasser vermischt eingenommen werden. Löwenzahn und Mariendistel gelten als allgemeine Stärkungsmittel mit harntreibender, leberstärkender und galleflussfördernder Wirkung.

Zur Unterstützung der Wundheilung

Zur Stimulierung der Wundheilungsprozesse sollten Sie viel trinken. Kräutertees, Frucht- und Gemüsesäfte und gutes Wasser sind bestens geeignet. Mit der Flüssigkeit können die Abbauprodukte der Narkosemittel und der anderen Medikamente aus dem Körper geschwemmt werden. Karotten und Karottensaft fördern darüber hinaus die Wundheilung. Zusätzlich zu den Mahlzeiten täglich eingenommene Vitamine und Mineralstoffe, wie Zink, Magnesium, die Vitamine des Vitamin B-Komplexes und Vitamin C verstärken die körpereigenen Kräfte zum Heilen verletzter Gewebe. Zink hat eine Funktion bei der Körperabwehr und Wundheilung. Es kommt in Vollkornmehl aller Getreidesorten, Kürbiskernen, Rotalgen und Brennnesselauszügen vor und Magnesium besonders reich in Milchprodukten, Hülsenfrüchten, Gemüse, Bananen, Passionsfrüchten, Zitronen und Himbeeren.

> Vitamin C darf erst eine Woche nach der Operation substituiert werden, um die Gefahr von Blutungen zu vermeiden.

Umschläge mit *Beinwellblättern* oder das Auftragen von Beinwellsalbe helfen bei der Versorgung von Verletzungen und Vermeidung von Blutergüssen (Hämatomen). Beinwell führt zur Verringerung der Narbenbildung und beschleunigt die Wundheilung.

Treten Wundheilungsstörungen oder Schmerzen in der Nacht auf, hilft das homöopathische Mittel *Staphisagria C 30,* 3 Globuli, einmalig.

Zur Narbenbehandlung

Die Schnitte und Blutergüsse verheilen in zwei bis drei Wochen. Eine Narbe braucht in der Regel zwei bis fünf Jahre, bis sie voll ausheilt und verblasst. Auch die innere Wundheilung braucht Zeit.

Die *Ringelblume* (Calendula) ist wie Arnica in erster Linie ein Wundheilkraut. Sie wirkt desinfizierend, entzündungshemmend und wundheilend auf das verletzte Gewebe. Zudem lindert sie Wundschmerzen und verhütet Narbenwucherungen. Sie kann als Heilmittel für alle Wunden zur Anwendung kommen, insbesondere wenn diese schlecht heilen, vereitert oder entzündet sind. Calendula bewirkt neben der Wundreinigung und Schmerzlinderung eine Verringerung der Größe und Härte einer Narbe. Nachdem die Wunde sich geschlossen hat, wird die Ringelblume als Salbe oder Öl 1 bis 2 mal täglich zirka einen Monat lang aufgetragen.

Zur Beschleunigung der Heilung und Verringerung der Narbenbildung kann täglich nach Entfernung des Wundverbandes *Vitamin E-Öl* auf den Schnitt auftragen werden. Vitamin E schützt und erneuert die Zellmembranen. Geeignet zur heilenden Pflege sind *Aloe Vera-Gel,* Beinwell und Johanniskraut sowie Rescue-Salbe (Salbe mit der Notfall-Bachblütenmischung). Sie können beispielsweise zuerst Calendula auftragen und später im Wechsel Vitamin E-Öl und Rescue-Salbe. Narbengewebe wird durch die Einnahme von Papaya-Enzymen mehrere Wochen lang nach der Operation minimiert.

Bei Narbenkeloiden, das heißt bindegewebigen Wucherungen in der Narbe, die Wochen bis Monate nach der Operation noch entstehen können, helfen Störfeldbehandlungen mit *Formicain und Calcium fluoratum D 12,* die als Mischampulle in mehrwöchigen Abständen unterspritzt werden. Zu dieser Form der Behandlung sollte ein Heilpraktiker oder eine naturheilkundlich arbeitende Ärztin hinzugezogen werden.

Das homöopathische Mittel *Graphites* unterstützt die Resorption von Narbengewebe und kann in der Potenz D 6, 2 mal täglich, jeweils 1 Tablette eingenommen werden. Innere Narben, Verwachsungen und damit verbundene Beschwerden nach Operationen können damit behandelt werden.

Calcium fluoratum D 12 hilft bei Verhärtungen in der Narbe und allgemein bei der Narbenpflege. Dieses Mineralsalz verleiht den Gewebefasern Elastizität und wird sowohl bei Verhärtungen als auch bei Erschlaffung des Bindegewebes eingesetzt. Die innerliche Anwendung mit 6 bis 8 Tabletten täglich kann durch das äußerliche Einmassieren mit der Calcium-fluoratum-Salbe über längere Zeit unterstützt werden. Zusätzlich kann zur Narbenpflege entweder im Wechsel oder als Salbenmischung *Siliceasalbe* verwendet werden. Silicea (Kieselsäure) nährt die Haut und das Bindegewebe. Die Salbe wird bei allen eitrigen Prozessen, frühzeitig alternder Haut, Verhärtungen und Narbengewebe eingesetzt. Zur Akutbehandlung werden die Salben stündlich und in der chronischen Therapie zwei- bis dreimal täglich leicht einmassiert.

Zur Linderung von Schmerzen

Zur Vermeidung von inneren Wundschmerzen und Blutergüssen, sowie zur Behandlung einer strapazierten Gebärmutter nach Operationen im Bereich der Gebärmutter hilft das homöopathische Medikament *Bellis perennis* C 30, 3 Globuli. Es wird bei Schmerzen im Bauchmuskel und bei Rückenschmerzen nach der Geburt angewendet und gilt daher als das *Arnica der Gebärmutter.*

Bellis perennis (Gänseblümchen). Bellis perennis dient der Behandlung von Verletzungen und Quetschungen vor allem im Rumpfbereich. Seine Hauptwirkung bezieht sich auf die Muskeln und Blutgefäße. Es dient der Behandlung von Quetschungen oder Verletzungen tieferen Gewebes, wobei die Schmerzen tiefer sitzen als bei Arnica. Es besitzt eine stark abschwellende Wirkung, resorbiert Blutergüsse und wirkt Folgen von Nervenverletzungen entgegen. Wundschmerzen der Bauchwände während der Schwangerschaft können damit gelindert werden. Vor und nach Mammographien eingenommen, hilft es dem gequetschten Gewebe sich wieder zu erholen.

Treten sehr starke Schmerzen sofort nach der Operation auf, die nervlich bedingt und kaum auszuhalten sind, hilft das homöopathische Mittel *Chamomilla* (Kamille).

Bei einer schmerzenden Operationswunde im Nervengewebe oder wenn während der Operation Nerven verletzt wurden, ist *Hypericum* C 30 (Johanniskraut) ein geeignetes Mittel. Es wirkt ebenfalls gegen Schmerzen an der Wirbelsäule, die durch verkrampftes Liegen auf dem Operationstisch entstehen können. Die Regeneration verletzter Nerven braucht Zeit. Hypericum kann in C 6 bis C 200 aufsteigend öfter wiederholt werden.

Folgebeschwerden von Bauchspiegelungen und Operationsschnitten können mit *Staphisagria C 30* auch längere Zeit nach dem Eingriff behandelt werden.

Bei leichten Schmerzen reicht die Einnahme von 4 bis 10 Tropfen *Helmkrauttinktur*, bei mittelstarken Schmerzen 10 bis 25 Tropfen und bei starken Schmerzen 25 bis 50 Tropfen, jeweils alle 15 Minuten in einem Teelöffel Wasser, bis der Schmerz aufhört. Helmkraut ist eines der wichtigsten Nervenmittel der Pflanzenheilkunde. Es wirkt nervenstärkend, beruhigend und krampflösend und dient der Behandlung von Erschöpfungs- und Depressionszuständen sowie der Linderung von prämenstruellen Spannungszuständen.

Werden die Schmerzen durch Muskelkrämpfe und starkes körperliches und seelisches Leiden ausgelöst, beruhigt *Baldriantinktur*, jeweils 20 Tropfen. Bei chronischen Schmerzen wird *Haferstrohauszug* verabreicht.

Ein *Torfbreibad* im Rahmen einer Bädertherapie hat sich bei Wirbelsäulenbeschwerden und Schmerzen durch Verwachsungen als sehr erfolgreich erwiesen. Auch andere nachoperative Unterbauchschmerzen sowie Narbenbeschwerden können damit behandelt werden. Bei Rückenschmerzen infolge einer unsachgemäßen Lagerung während der Operation sind chiropraktische Behandlungen empfehlenswert.

Pelvic Reeducation ist eine Form gynäkologischer Krankengymnastik, die die eigene Mitarbeit voraussetzt und teilweise in Rehabilitationskliniken angeboten wird. Ziel ist die Wiederherstellung des durch Operation und Erkrankung gestörten Zusammenwirkens der Bauchdecke, der Beckenbodenmuskulatur und des Beckenbodens. Die Übungen bewirken eine Belebung verlorener Muskelfunktionen und Beruhigung der inneren Bauchorgane und wirken insbesondere auf die Blase und den Darm ein ▸▸Möglichkeiten der Nachsorge◂◂.

Andere Formen der Krankengymnastik, die auf die Beckenorgane einwirken, sowie Bindegewebsmassage, verschiedene Entspannungstechniken, Reflexzonenmassage, Wärmeanwendungen und Bäder bieten Hilfe bei langandauernden Operationsschmerzen, wirken Krämpfen entgegen und fördern die Heilungsprozesse. Krankengymnastik und Massagen können ambulant verordnet werden. Die Behandelnden sollten Erfahrungen im gynäkologischen Bereich haben.

Bei Blutungen und Blutverlust

Generell kann bei Blutungen Arnica in Tief- oder Hochpotenzen eingenommen werden. *Arnicatinktur* darf jedoch nie auf eine offene Wunde aufgetragen werden, da es zu Entzündungen kommen kann. Bei der Versorgung der offenen Wunde hilft *Calendula-Tinktur* mit ihren reinigenden und desinfizierenden Eigenschaften. Sie wirkt blutstillend und verringert die Narbenbildung. Die Calendula-Tinktur wird im Verhältnis 1 : 10 mit Wasser vermischt, aufgetragen.

Bei operationsbedingten Nachblutungen, die hellrot, flüssig und ununterbrochen bluten, kann das homöopathische Mittel *Phosphorus* helfen. Handelt es sich um eine Neigung zu Blutungen bei und nach Operationen und Punktionen oder ist die Wundheilung infolge von Blutungen nicht möglich, hilft *Millefolium*, sofern das Blut hellrot ist. Die Heilpflanze *Hirtentäschel* wirkt als Tee oder Tinktur Blutungen entgegen.

Nach einem größeren Blutverlust mit Schwäche und niedrigem Hämoglobin-Wert dient das homöopathische Mittel *China* in niedriger Potenz dem Aufbau der Kräfte. Innerhalb kurzer Zeit normalisieren sich nach der Einnahme die Blutwerte wieder.

Die Blutbildung nach einem größeren Blutverlust wird durch mehrere Tassen Brennnesselauszug, 10 bis 25 Tropfen Ampfertinktur oder eine dreiwöchige *Brennnesselsaftkur*, wobei 3 mal täglich vor den Mahlzeiten 1 Eßlöffel Brennnesselsaft eingenommen wird, unterstützt. Rote Säfte, insbesondere Rote Beete, regen den Blutaufbau an. Ebenfalls bewährt hat sich das Elixier *Kräuterblut*, das in Reformhäusern und Apotheken erhältlich ist und schnell zu einer Normalisierung der Eisenwerte führt.

Bei Blutmangel sind die beiden Schüsslersalze *Calcium phosphoricum* und *Ferrum phosphoricum* geeignete Aufbaumittel. Zur Bildung der weißen und roten Blutkörperchen wird Calcium phosphoricum benötigt und nach Dr. Schüssler ist dieser Stoff *ein Funktionsmittel für anämische Zustände und Restaurationsmittel der Gewebe nach Ablauf akuter Erkrankungen.* Menschen, die Calcium phosphoriucum benötigen, sind blass, blutarm mit durchscheinender, wachsähnlicher Gesichtsfarbe. Zu Beginn der Behandlung können dreimal täglich bis zu 12 Tabletten in D 12 eingenommen werden und nach sechs Wochen im Rahmen einer Langzeitbehandlung nur noch 12 Tabletten täglich.

Ergänzend kann, je nach Veranlagung, *Ferrum phosphoricum D 12* eingesetzt werden, das als allgemeines Anregungsmittel der blutbildenden Gewebe gilt. Bei Anstrengung kommt es zu Hitze und Röte im Gesicht und bei genauerem Hinsehen befinden sich oft bläulich-schwarze Schatten unter den Augen. Ferrum phoshporicum hilft bei Schlaflosigkeit, Müdigkeit, Konzentrations- und Leistungsschwäche. Über längere Zeit werden täglich 6 bis 12 Tabletten in D 12 gelutscht. Bei Eisenmangel hat sich die Einnahme von *Ferrum phosphoricum* in Kombination mit *Kalium phosphoricum D 6,* dem Hauptmittel bei Erschöpfungszuständen bewährt.

Natrium chloratum regt in Verbindung mit Calcium phosphoricum die Bildung der Blutkörperchen an und hilft bei Schwäche und Anämie. Dieses Mineralsalz, das potenziertes Kochsalz ist, dient im Körper der Zellneubildung und der Regulierung des Wasserhaushaltes. Durch zuviel konsumiertes Kochsalz entsteht auf zellulärer Ebene ein Mangel an Natrium chloratum. Bei der Therapie mit den Mineralstoffen nach Schüssler sollte daher darauf geachtet werden, den Gebrauch von Kochsalz einzuschränken. Von Natrium chloratum werden in D 6 vier- bis sechsmal täglich 1 bis 2 Tabletten eingenommen.

Mineralstoffe nach Dr. Schüssler

Die auch Schüsslersalze genannten Mineralsalze sind keine Mineralstoffe im üblichen Sinne, sondern wirken in homöopathischer Potenz als mineralisierte Zellfunktionsmittel. Im Gegensatz zur Klassischen Homöopathie handelt es sich bei den Schüsslersalzen ausschließlich um Stoffe, die im Körper vorhanden sind. Im Organismus fehlende Mineralstoffe werden mit Hilfe der potenzierten Salze fein ergänzt. Sie wirken im

Bereich der Zwischenzellflüssigkeit, der Zellmembran und direkt in der Zelle. Die Einnahme der Schüsslersalze verbessert die Aufnahmefähigkeit der entsprechenden Mineralstoffe aus der Nahrung.

Zur Vorbeugung oder Behandlung chronischer Symptome werden täglich 4 bis 6 Tabletten eines Mineralstoffes langsam im Mund gelutscht, wobei bis zu vier verschiedene Mineralstoffe über den Tag verteilt eingenommen werden können. In akuten Situationen können 10 bis 12 Tabletten eines Mineralstoffes in warmem Wasser aufgelöst eingenommen und die Einnahme in viertel- bis halbstündigem Abstand wiederholt werden, solange der Zustand anhält. Es können bis zu drei verschiedene Salze entweder gleichzeitig oder hintereinander in Wasser aufgelöst getrunken werden. Zur chronischen Behandlung ist die Einnahme der Schüsslersalze sowohl über mehrere Monate als auch begleitend zu anderen Medikamenten und Naturheilmitteln möglich. Bei gleichzeitiger homöopathischer Behandlung sollte vorher die Therapie mit der Behandlerin oder Behandler abgesprochen werden!

Andere Folgebeschwerden

Thrombose- und Emboliegefahr

Besteht Thrombose- und Emboliegefahr und kommen die Beschwerden nach dem Schlaf beziehungsweise aus dem Schlaf heraus, kann das homöopathische Medikament *Lachesis,* allerdings nur unter fachlicher Anleitung, eingenommen werden.

Blasenprobleme

Kann der Harn lange nach der Operation nicht gehalten werden und wirkt die Blase dabei wie gelähmt oder wenn beim Husten, Lachen und Niesen Urin abgeht, hilft das Mittel *Causticum.* Das homöopathische Mittel *Staphisagria* wird eingesetzt, wenn nach Bauchoperationen die Harnwege gereizt sind und Schmerzen beim Wasserlassen auftreten.

Bei Aufgetriebenheit des Bauches und gleichzeitiger Schwäche, Gleichgültigkeit und Apathie hilft zusätzlich *Carbo* vegetabilis.

Bei Entzündungen

Zur Vorbeugung von Entzündungen aller Art sollten bis zu einem Monat vor der Operation *Echinacea-* oder *Johanniskrauttinktur* täglich 10 bis

25 Tropfen eingenommen werden und in der Klinik dieselbe Dosis 2 bis 3 mal täglich. Echinacea baut die Abwehrkräfte auf und dient prophylaktisch der Stärkung der körpereigenen Abwehrkräfte. Bei einer akuten Infektion ist es sinnvoll, die Dosis zu erhöhen. Johanniskraut besitzt neben der entzündungshemmenden und wundheilenden Wirkung in der äußerlichen Anwendung, eine schmerzlindernde, beruhigende, nervenstärkende und stimmungsaufhellende Wirkung bei innerlicher Anwendung. Direkt auf die Haut aufgetragen, führt Johanniskraut zu einer erhöhten Lichtempfindlichkeit und kann Sonnenbrand erzeugen.

Zur Behandlung von Entzündungen der Gebärmutter ist *Belladonna* das erste homöopathische Mittel. Schwer heilende Infektionen infolge von Schwäche, nicht verheilende Wundhöhlen und Fisteln, sich sammelndes Wundsekret und rasche Vereiterungsprozesse werden mit *Silicea* (Kieselerde) behandelt. Bei akuten Entzündungen und Reizungen nach einer Punktion hilft *Ledum*, wenn diese chronisch werden *Silicea*. Nachblutungen und Entzündungen, die nach einer Ausschabung (Abrasio) auftreten, können mit *Arnica* behandelt werden.

Bei Schwäche und Erschöpfung

Liegt der Schwäche ein größerer Blutverlust zugrunde, so müssen sich die entsprechenden Maßnahmen vor allem auf den Blutaufbau beziehen. Ist die Erschöpfung sehr stark und lange andauernd, sollte ein spezieller Klinik- oder Kuraufenthalt erwogen werden.

Wenn Schwäche und Schläfrigkeit tagsüber auftreten, zusammen mit großer Unruhe und Angst, die nachts zunehmen, und daneben Durst auf jeweils kleine Mengen und das Bedürfnis nach intensiver Wärme bemerkbar sind, kann *Arsenicum album* das richtige Mittel sein. Kennzeichnend sind außerdem große Angst vor dem Alleinsein, vor Krankheit und dem Tod, Ruhelosigkeit sowie brennende Schmerzen.

Bei Beschwerden nach Operationen, die mit Kälte, Kollapsneigung und Erschöpfung einhergehen, kann *Strontium* helfen. Es dient der Behandlung chronischer Folgen von Blutungen oder starker Nachblutungen auf Grund von Operationen sowie der Schockbehandlung. Eine Frau, die Strontium benötigt, leidet unter nachoperativer Schwäche und großer Kälteempfindlichkeit.

Acidum aceticum wirkt gut nach einer schweren Operation, wenn Schwäche, Entkräftung, sowie sehr starke Übelkeit mit Erbrechen, brennenden Schmerzen im Magen und eiskaltem Schweiß auf der Stirn vorliegen. Weitere Symptome sind ständiger Reizhusten nach der Narkose, starker Nachtschweiß, Unverträglichkeit von kaltem Wasser und Gemüse und ständiges Sprechen über die Krankheit sowie Sorgen um die Zukunft. Das Mittel wirkt gut in C 30 und kann nach Bedarf öfter wiederholt werden.

Carbo vegetabilis hilft, wenn große Schwäche nach Blutverlusten besteht, die Lebenskraft gedämpft ist und der Bauch aufgetriebenen bleibt. Die Kranke leidet unter Kälte, Gleichgültigkeit und großer Reizbarkeit, vor allem der Familie gegenüber. Dieses Mittel kann ebenfalls bei Bewusstlosigkeit und künstlicher Beatmung eingesetzt werden.

Zur Behandlung eines Schwächezustands eignen sich ebenfalls die Schüsslersalze *Kalium phosphoricum D 6* und *Natrium chloratum D 6.* Kalium phosphoricum ist das Hauptmittel bei allen Erschöpfungszuständen und wird zum Kräfteaufbau sehr gut durch Natrium chloratum ergänzt. Wegen seiner anregenden Wirkung sollte Kalium phosphoricum nicht mehr nach 17 Uhr eingenommen werden. Von beiden Mitteln werden entweder gleichzeitig oder im Wechsel drei- bis sechsmal täglich jeweils 1 bis 2 Tabletten eingenommen.

3. Was kann ich sonst noch für mich tun?

Die nachfolgend aufgezeigten Behandlungsmethoden unterstützen die weiteren Heilungsprozesse und fördern eine bleibende Gesundung. Hier nicht erwähnte Therapien aus der traditionellen chinesischen Medizin, dem Ayurveda und andere Methoden wie Fußreflexzonenmassage, Bindegewebsmassage und Chiropraktik sind nicht weniger wirksam und empfehlenswert. Manche der Methoden lassen sich gut miteinander kombinieren und ergänzen sich in ihrer Wirksamkeit oder müssen erst ausprobiert werden, da nicht jede Therapie für jede Frau gleichermaßen geeignet ist.

Konstitutionelle homöopathische Behandlung

Im Unterschied zur Akutbehandlung berücksichtigt eine konstitutionelle homöopathische Therapie die Ursache und Entwicklung einer chronischen Erkrankung, die beispielsweise zu einer Operation geführt hat. Es handelt sich dabei um eine klassisch homöopathische Behandlung mit einem der persönlichen Konstitution entsprechenden Mittel in Hochpotenz, um die Ursache der Krankheit zu berühren und Rezidiven (Wiederauftreten der Erkrankung) vorzubeugen.

Voraussetzung ist eine gründliche Anamnese, die die Krankengeschichte der betroffenen Frau und die ihrer Familie sowie vorausgegangene Impfungen und medizinische Behandlungen berücksichtigt. Alle die Krankheit betreffenden Symptome und sonstigen Befindlichkeiten (Lebensgewohnheiten, Vorlieben, Abneigungen und Persönlichkeitsmerkmale) werden aufgenommen, um ein passendes, individuell abgestimmtes Heilmittel zu finden. Dieses Konstitutionsmittel wirkt meist über einen längeren Zeitraum und beeinflusst das gesamte Wesen. Häufig verändert sich zuerst das allgemeine Befinden, mehr Kraft und Energie stehen zur Verfügung und Lebensgewohnheiten verändern sich.

Eine konstitutionelle homöopathische Behandlung dient der Stabilisierung des inneren Gleichgewichts und regt die eigenen Selbstheilungskräfte an. Die konstitutionelle Therapie sollte erst nach der Operation beginnen, da durch die Narkose und andere Belastungen die Behandlung gestört werden könnte. Sollten Sie bereits vor der Operation eine klassisch homöopathische Behandlung begonnen haben, so unterbrechen Sie diese rechtzeitig vor der Operation und setzen sie nach der Rekonvaleszenzzeit wieder fort.

Heilende Berührung mit Jin Shin Jyutsu

Die Heilkunst Jin Shin Jyutsu wurde zu Beginn des 20. Jahrhunderts von Jiro Murai in Japan wiederentdeckt und entwickelt. Ihr zugrunde liegt die Vorstellung, dass die Lebensenergie sich innerhalb bestimmter Energieströme im Körper manifestiert. Entstehen Stauungen, kommt es in den entsprechenden Bereichen zu Beschwerden. Mit Hilfe der Hände, die an ausgewählten Stellen aufgelegt werden, kann der Fluss der Lebensenergie aktiviert und harmonisiert werden. Dies geschieht entweder in einer zirka einstündigen Behandlung durch eine in der Methode ausgebildete Person oder durch die sehr effektive Selbstbehandlung mit den eigenen Händen. Die Selbstbehandlung kann sehr schnell in einem Grundkurs oder mittels eines Handbuches ▸▸Anhang◂◂ erlernt werden. Häufig *strömen* wir uns selbst unwissentlich, in dem wir instinktiv bestimmte Körperregionen mit unseren Händen halten, die im Jin Shin Jyutsu als Energieschlösser bekannt sind.

Vor und nach einer Operation können Jin Shin Jyutsu-Behandlungen Körper, Geist und Seele ausgleichen, stabilisieren und den Heilungsprozess beschleunigen. Einfache Griffe können Sie im Krankenbett ausführen. So ist jeder Finger bestimmten Organen, einer Körperfunktion und einem seelischen Zustand zugeordnet, die durch das Halten des entsprechenden Fingers mit der anderen Hand geströmt und harmonisiert werden. Dabei wird der jeweilige Finger mit den Fingern der anderen Hand umfasst, so dass es sich angenehm anfühlt. Es können abwechselnd beide Seiten geströmt werden, aber eine Seite genügt. Obwohl diese Methode sehr einfach wirkt, ist sie sehr effektiv und das Halten einzelner Finger ist in den meisten Lebenslagen leicht möglich!

Zum Daumen gehören Milz, Magen, die Hautoberfläche in ihrer Funktion und die Sorge als psychische Einstellung. Das häufige Halten des Daumen wirkt bei Infektionen, Müdigkeit und Energiemangel. Dem Zeigefinger werden Niere, Blase, Muskelsystem und die Angst zugeordnet. Bei Panik und Angst vor der Operation können Sie bis zur Narkose Ihren Zeigefinger halten und damit beruhigend einwirken! Leber, Gallenblase und Blutessenz sowie das Gefühl Wut können über den Mittelfinger harmonisiert werden. Lunge, Dickdarm, die tiefe Hautschicht und die Trauer gehören zum Ringfinger. Das Halten des kleinen Fingers harmonisiert Herz, Dünndarm, den Knochenbau und die seelische Einstellung der Bemühung oder Verstellung. Die Mitte der Handfläche steht für Zwerchfell, Nabel, die Lebensquelle und den Zustand der Verzweiflung.

Für das Halten oder Strömen gibt es keine festen Regeln. In einer bequemen Position halten Sie den Finger oder Körperbereich solange es angenehm ist, am besten einige Minuten, bis Sie ein leichtes Pulsieren spüren. Dann wechseln Sie weiter zur nächsten Position. Probieren Sie es aus und verlassen Sie sich auf Ihr Gefühl, wo Ihre Hände bleiben möchten – Sie können mit diesen Übungen nichts falsch machen!

Luna Yoga

Das von Adelheid Ohlig entwickelte Luna-Yoga besteht aus klassischen Yogaübungen, Atemtechniken, Tänzen und speziellen Körperübungen, die auf den Energiefluss im Becken und den weiblichen Zyklus einwirken. Sie führen zu einer Erwärmung und guten Durchblutung der Beckenorgane. Das Gewebe wird mit Sauerstoff versorgt und die Nerven stimuliert. Die Übungen wirken regulierend auf den Hormonhaushalt und beeinflussen gynäkologische Probleme wie Fruchtbarkeitsstörungen, Menstruationsbeschwerden, chronische Schmerzen und andere Erkrankungen positiv.

Die harmonisierenden Übungen des Luna-Yoga eignen sich im Vorfeld einer Operation oder zur Unterstützung der Rekonvaleszenz und Behandlung der zugrunde liegenden chronischen Erkrankung. Die Übungen müssen von einer dafür ausgebildeten Luna-Yoga-Lehrerin ▶▶Anhang◀◀ erlernt und können dann selbständig praktiziert werden. Für eine effektive Wirkung genügen 20 Minuten täglich.

Beckenbodentraining

Im Anschluss an eine Gebärmutterentfernung oder eine organerhaltende Operation zur Behandlung von Senkungsbeschwerden und Inkontinenz ist es unerlässlich, regelmäßig die Beckenbodenmuskulatur zu trainieren, um den Operationserfolg zu stabilisieren. Konsequent ausgeführtes Beckenbodentraining kann dauerhaft zur Linderung von Senkungsbeschwerden und Blasenschwäche führen und eine operative Behandlung hinauszögern oder vermeiden helfen. Die Übungen führen zu einer besseren Durchblutung und Stärkung der Muskulatur. Das Training kann sowohl zur Vorbeugung und Festigung als auch zur Wiederherstellung des Beckenbodens angewendet werden. Beckenbodentraining wird in speziellen Kursen angeboten und kann anschließend zu Hause praktiziert werden. Bei Bindegewebsschwäche helfen zusätzlich Kieselsäure als Gel oder Tabletten und Zinnkrauttee (Schachtelhalm) oder wöchentlich durchgeführte Sitzbäder mit Zinnkraut oder Frauenmantel.

Visualisierungen

Innere Bilderreisen öffnen innere Räume und den Zugang zu sich selbst. Dies führt zu einer besseren Selbstwahrnehmung, Eigendiagnose und dem Beachten und Vertrauen der eigenen Körpersprache. Darin verborgen liegt das Wissen um wichtige Bedürfnisse und Heilungsschritte, die eine Frau im Alltag selbst tun kann. So nimmt sie ihre Heilung selbstbestimmt mit in die eigene Hand, reicher geworden durch das Erleben ihrer inneren Bilderwelt und ihrer intuitiven Kraft. In Bildern können Lösungsschritte für gesundheitsförderliche Veränderungen vorweggenommen und Vorstellungen von sich selbst als starke, schmerzfreie und – im eigenen Sinne – gesunde Person entwickelt werden.

Dazu eignen sich Körperreisen nach der frauenspezifischen Wildwuchs-Methode, dem vor allem für krebskranke Menschen entwickeltem Simonton-Training oder dem Bochumer Gesundheitstraining, aber auch Phantasiereisen, die in Kursen und auf Cassetten angeboten werden ▸▸Anhang◂◂. Sie können eine eigene Heilungsvisualisierung entwickeln. Wenn Sie sich beispielsweise bereits vor der Operation vorstellen, dass diese gut verlaufen wird und Sie selbst die Klinik wieder gesund verlassen werden. Noch in der Klinik und anschließend stellen Sie sich vor, wie die inneren und äußeren Wunden gut verheilen, der Bauch schnell abschwillt, das Gas nach einer Bauchspiegelung zügig abgebaut wird und die Narben elastisch und glatt werden. Die Bilder können dabei ganz realistisch den biologischen Vorgängen entsprechen, müssen es aber nicht.

Sie können sich ein Licht, eine Farbe oder heilsame Energie vorstellen, die den operierten Körperbereich sanft durchströmt oder wie mit dem Ausatmen Verspannungen und störende Gedanken losgelassen und mit dem Einatmen heilsame Energien aufgenommen werden. Sie sollten sich davor immer im Sitzen oder Liegen entspannen, entweder mit Hilfe einer Entspannungstechnik, die sie bereits kennen oder indem Sie ganz bewusst atmen und Ihre Atemenergie in alle Körperbereiche schicken. Bereits eine ausgiebige Entspannung und ein tieferer Bewusstseinszustand stärken die Immunkraft, wirken schmerzlindernd und bewirken eine gesteigerte Ausschüttung von Endorphinen (körpereigene opiatähnliche Stoffe), sind also für sich genommen sehr heilsam für Körper, Seele und Geist.

In dem entspannten Zustand können Sie sich mit der Kraft Ihrer Vorstellung an einen für Sie heilsamen Ort versetzen, vielleicht an einen Lieblingsort in der Natur. Sie können diesen Ort und seine heilsame Energie einfach genießen und sich nach einer Weile verabschieden und zurückkehren in Ihr Alltagsbewusstsein. Finden Sie eine Ihnen gemäße Methode heraus und wenden Sie Ihre persönliche Heilungsvisualisierung an, wann immer Ihnen danach ist. Zur Förderung von Gesundungsprozessen hat sich bewährt, diese Visualisierungen, Bilderreisen oder gedanklichen Vorstellungen täglich ein bis zweimal zirka 20 Minuten lang zu praktizieren.

XI. Anhang

Informations- und Beratungsstellen

Frauengesundheitszentren

Dachverband der Frauengesundheitszentren in Deutschland
Goetheallee 9, 37073 Göttingen
Tel. 0551/487025, Fax 0551/5217836
e-mail: DV-Frauengesundheitszentren@gmx.de
http: www.fen.net.de/fgz/eingang.htm

Feministisches Frauen Gesundheits Zentrum
Bamberger Str. 51, 10777 Berlin
Tel. 030/2139597, Fax 030/2141927
e-mail: ffgzberlin@snafu.de
http: www.ffgz.de

Frauengesundheitszentrum
Elsfletherstr. 29, 28219 Bremen
Tel. 0421/3809794, Fax 0421/382671
e-mail: fgzbremen@AOL.com

Frauen- und Mädchengesundheitszentrum
Women life
Max-Grünebaum-Str. 9, 03042 Cottbus
Tel./Fax 0355/7293005

Frauen- und Mädchengesundheitszentrum Medea
Prießnitzstr. 55, 01099 Dresden
Tel. 0351/8495679, Fax 0351/8040506

Feministisches Frauengesundheitszentrum
Kasseler Str. 1a, 60486 Frankfurt
Tel. 069/701218, Fax 069/777109
e-mail: Fem.Frauengesundheitszentr.FFM @t-online.de
http: www.netpool.org/socart/ffgz

Frauen & Mädchen GesundheitsZentrum
Erbprinzenstr. 14, 79098 Freiburg i. Br.
Tel. 0761/2021590, Fax 0761/2021591

Frauengesundheitszentrum
Goetheallee 9, 37073 Göttingen
Tel. 0551/484530, Fax 0551/487060
e-mail: FGZ@FGZ-Goettingen.de
http: www.FGZ-Goettingen.de

FrauenGesundheitsZentrum
Elmenhorststr. 4, 22767 Hamburg
Tel. 040/4395389, Fax 040/38611253
e-mail: fgz-hamburg@t-online.de

FrauenGesundheitsZentrum
Alte Eppelheimerstr. 38, 69115 Heidelberg
Tel. 06221/21317, Fax 06221/160706
e-mail: info@fgz-heidelberg.de
http: www.fgz-heidelberg.de

Feministisches Frauengesundheitszentrum
Hagazussa
Roonstr. 92, 50674 Köln
Tel. 0221/234047, Fax 0221/2403653
e-mail: hagazussa@koeln-projekte.de
http: www.koeln-projekte.de/hagazussa

Feministisches Kommunikationszentrum
ARANAT
Steinrader Weg 1, 23558 Lübeck
Tel. 0451/4082850, Fax 0451/4082870
e-mail: aranat@w4w.de

Frauengesundheitszentrum
Nymphenburgerstr. 38, 80335 München
Tel. 089/1291195, Fax 089/1298418
e-mail: frauengesundheitszentrum @t-online.de
http: www.frauen-netz.de/HIVpositiv

Frauengesundheitszentrum
Fürther Str. 154, 90429 Nürnberg
Tel./Fax 0911/328262
e-mail: fgz@fen.baynet.de
http: www.fen.baynet.de/fgz

Frauengesundheitszentrum
Untere Bachgasse 12/14, 93047 Regensburg
Tel. 0941/81644, Fax 0941/893473

Feministisches Frauengesundheitszentrum
Kernerstr. 31, 70182 Stuttgart
Tel. 0711/296356
e-mail: info@ffgzstuttgart.de
http: www.ffgzstuttgart.de

Sirona – Frauengesundheitszentrum
Dotzheimer Str. 9, 65185 Wiesbaden
Tel. 0611/301694, Fax 0611/1576765
e-mail: FrauengesundheitszentrumSirona @t-online.de

Frauengesundheitszentren in Österreich

Frauengesundheitszentrum
Brockmanngasse 48, 1. St., A-8010 Graz
Tel. 0316/837998, Fax 0316/837998-25
e-mail: frauen.gesundheit@fgz.co.at
http: www.fgz.co.at

Frauengesundheitszentrum Kärten
Völkendörfer Str. 23, A-9500 Villach
Tel. 04242/53055-11, Fax 04242/53055-15

Frauengesundheitszentrum Trotual
Wiederhofergasse 2, A-1090 Wien
Tel./Fax 01/3194574

Linzer Frauengesundheitszentrum
Kaplanhofstr. 1, A-4020 Linz
Tel. 0732/774460, Fax 0732/774460-505
e-mail: office@fgz.linz.de
http: www.fgz-at

ISIS – Gesundheit und Therapie für Frauen
Willibald-Hauthalerstr. 12, A-5020 Salzburg
Tel. 0662/442255, Fax 0662/442250
e-mail: offic@frauengesundheitszentrum-isis.at
http: www.frauengesundheitszentrum-isis.at

Frauenberatung in der Schweiz

Genossenschaft Frauenambulatorium
Mattengasse 27, CH-8005 Zürich
Tel. 01/2727750

Weitere Institutionen zum Thema Frauengesundheit

Arbeitskreis Frauengesundheit in Medizin, Psychotherapie und Gesellschaft e.V. – AKF
Verdener Str. 20, 28205 Bremen
Tel./Fax 0421/4349340

Internationales Zentrum für Frauengesundheit gGmbH – IZFG
Alte Vlothoer Str. 47–49, 32105 Bad Salzuflen
Tel. 05222/636295, Fax 05222/636297

Endometriose-Vereinigung Deutschland e.V.
Bernhard-Göring-Str. 152, 04277 Leipzig
Tel./Fax 0341/3065304
www.endometriose-vereinigung.de

Ambulanz für Naturheilkunde der Universitäts-Frauenklinik Heidelberg
Voßstr. 9, 69115 Heidelberg
Tel. 06221/567950 und 568321

Zentrum für FamilienGesundheit e.V.
Frauen – Männer – Kinder
ANGER 78/79, D-99084 Erfurt
Tel. 0361/562177, Fax 0361/5621779
e-mail: FGZ-Tiamat@t-online.de

Geburtshilfe

Arbeitskreis Kunstfehler in der Geburtshilfe (AKG)
Münsterstr. 261, 44145 Dortmund
Tel. 0231/525872 oder 574846
Fax 0231/526048
e-mail: AKGeV@web.de

Bundesinteressengemeinschaft Geburtshilfegeschädigter (BIG)
Nordsehler Str. 30, 31655 Stadthagen
Tel. 05721/72372, Fax 05721/81783
e-mail: geburt@aol.com
http: www.paritaet.org/nds/big

PatientInnenstellen und -initiativen

Patientenstelle im Gesundheitsladen Berlin
Gneisenaustr. 2a, 10691 Berlin
Tel. 030/6932090

Patientenstelle im Gesundheitsladen Bielefeld
August-Bebel-Str. 16, 33602 Bielefeld
Tel. 0521/133561, Fax 0521/176106
e-mail: gl-bielefeld@gesundheits.de
http: www.gesundheits.de

PatientInnenstelle im Gesundheitsladen Bremen
Braunschweiger Str. 53b, 28205 Bremen
Tel. 0421/493521, Fax 0421/4984252

Patientenstelle im Gesundheitszentrum Göttingen
Albanikirchhof 4–5, 37073 Göttingen
Tel. 0551/486760, Fax 0551/42759
e-mail: gesundheitszentrum-goe@t-online.de
http: www.home.t-online.de/home/gesundheitszentrum-goe

Patientenberatung der PatientenInitiave Hamburg
Moorfurthweg 9, 22301 Hamburg
Tel. 040/2796465, Fax 040/27877718
e-mail: patientenini@gmx.de
http: www.patientenInitiative.de

PatientInnenstelle im Gesundheitsladen Köln
Vondelstr. 28, 50677 Köln
Tel./Fax 0221/328724
e-mail: gesundheitsladen@netcologne.de

PatientInnenstelle im Gesundheitsladen München
Auenstr. 31, 80469 München
Tel: 089/772565, Fax 089/7250474
e-mail: mail@gesundheitsladen-muenchen.de
http: www.gesundheitsladen-muenchen.de

Patientenstelle im Gesundheitszentrum Osnabrück
Koksche Str. 18, 49086 Osnabrück
Tel./Fax: 0541/84264
e-mail: Patientenstelle-OS@01019freenet.de

Notgemeinschaften Medizin-Geschädigter

Notgemeinschaft Medizingeschädigter Nordrhein-Westfalen
Patientenbüro
Im Bürgerhaus ZONS 41, 41540 Dormagen
Tel. 02133/46753, Fax 02133/2449550
http: ngm.de

Notgemeinschaft Medizingeschädigter Baden-Würtemberg
Schillerstr. 23, 88239 Wangen/Allgäu
Tel. 07522/4255, Fax 07522/3139
e-mail: info@ngm.de
http: www.ngm.de

Notgemeinschaft Medizingeschädigter Bayern
Vogelherd 2, 91958 Erlangen
Tel. 09131/602426, Fax 09131/602484
e-mail: Ursula.Grille@rzmail.uni-erlangen.de
oder ngm-bayern.de
http: www.01019freenet.de/ngm/ngm1.htm

Beratung bei Krebserkrankungen

KID Krebsinformationsdienst
Informationen über Krebs für Betroffene, Angehörige und Professionelle
Montag bis Freitag 8 bis 20 Uhr
Tel. 06221/410121
www.krebsinformation.de

Gesellschaft für Biologische Krebsabwehr e.V.
Gemeinnütziger Verein zur Förderung biologischer Heilverfahren bei Krebs
Hauptgeschäftsstelle
Hauptstr. 44, 69117 Heidelberg
Tel. 06221/138020, Fax 06221/1380220

Patientenberatung der Verbraucherzentralen

Verbraucherzentrale Berlin
Bayreuther Str. 40, 10787 Berlin
Tel. Beratung: 0190/8877-14 (3,63 DM/Min)
Pers. Beratung: Anmeldung unter
030/21485-260
e-mail: mail@verbraucherzentrale-berlin.de
http: www.verbraucherzentrale-berlin.de

Verbraucher-Zentrale Hamburg
Kirchenallee 22, 20099 Hamburg
Tel. 040/24832-230, Fax 040/24832-290
e-mail: patientenschutz@
verbraucherzentralehamburg.de
http: www.verbraucherzentralehamburg.de

Verbraucherzentrale Mecklenburg-Vorpommern
Strandstr. 98, 18055 Rostock
Tel. 0381/49398-50, Fax 0381/49398-30
e-mail: info@verbraucherzentrale_mv.de
http: www.verbraucherzentrale-mv.de

Verbraucher-Zentrale Nordrhein-Westfalen
Gesundheitsorientierter Verbraucherschutz
Mintropstr. 27, 40215 Düsseldorf
Tel. 0221/3809-0, Fax 0221/3809-172
e-mail: vz.nrw@vz-nrw.de
http: www.vz-nrw.de1

Verbraucher-Zentrale Baden-Württemberg
Paulinenstr. 47, 70178 Stuttgart
Tel. 0711/6691-10, Fax 0711/6691-50
e-mail: info@verbraucherzentrale.de
http: www.verbraucherzentrale.de
e-mail: gesundheit@
verbraucherzentrale-bawue.de
http: www.verbraucherzentrale-bawue.de

Verbraucherzentrale Rheinland-Pfalz
Ludwigsstraße 6, 55116 Mainz
Tel. 06131/2848-0, Fax 06131/2848-13
e-mail: VZ-RLP-GDL@t-online.de
http: www.verbraucherzentrale-rlp.de

Ärztliche Schlichtungsstelle und Gutachterkommission

Bundesärztekammer, Arbeitsgemeinschaft
der Deutschen Ärztekammern
Herbert-Lewin-Str. 1, 50931 Köln
Tel. 0221/40040, Fax 0221/4004388
e-mail: baek@dgn.de

Selbsthilfe

Nationale Kontakt- und Informationsstelle
für Selbsthilfegruppen (NAKOS)
Albrecht-Achilles Str. 65, 10709 Berlin
Tel. 030/8914019, Fax 030/8934014
e-mail: nakos@gmx.de
http: www.nakos.de

Selbsthilfegruppen für chronisch schmerz-
kranke Frauen nach Bauchspiegelungen
c/o DPWV, Helsinki Str. 68, 24109 Kiel
Tel. 0431/523649 (Christel Lange)

Frauen nach Operationen an der Klitoris
c/o Frauentherapiezentrum
Güllstr. 3, 80336 München
Tel. 089/7473700, Fax 089/74737080
http: FGZ-Beratungsstellen@t-online.de

Sterbehilfe

Deutsche Hospiz Stiftung
Im Defdahl 5–10, 44141 Dortmund
Tel. 0231/7380730
http: www.hospize.de

Mutter und Kind

Mutter-Kind-Hilfswerk e.V.
Millberger Weg 1, 94152 Neuhaus/Inn
Tel. 08503/9149-0, Fax 08503/9149-20
Info-Telefon: 0800/8503344
e-mail: kurinfo@mutter-kind-hilfswerk.de

Rehabilitationskliniken mit gynäkologischer Rehabilitation

Die aufgeführten Kliniken sind in dem Arbeitskreis Gynäkologische Rehabilitation und Balneologie vertreten.

Kliniken am Burggraben
Fachbereich Gynäkologische Rehabilitation
Frau Dr. med. Barbara Ehret-Wagener
Frau Dr. med. Christiane Niehues
Alte Vlothoer Str. 47–49, 32105 Bad Salzuflen
Tel. 05222/374366 und 374362
Fax 05222/374472
e-mail: kab.doktor-ehret-wagener@t-online.de
http: www.rehadrmax.de

Eisenmoorbad Bad Schmiedeberg
Frau Dipl.-Med. I. Nowitzki
Eilenburger Str. 2, 06905 Bad Schmiedeberg
Tel. 034925/63521
e-mail: reha@eisenmoorbad.de
http: www.eisenmoorbad.de

Paracelsus-Klinik
Herr Dr. med. Brüggemann
08645 Bad Elster
Tel. 037437/700, Fax 037437/70999

Vogtland-Klinik Bad Elster
Herr Dr. med. Zacharias
Forststr. 3, 08654 Bad Elster
Tel. 037437/6-4925 und 6-4924
Fax 037437/64500

Klinik Maximiliansbad
Herr Dr. med. W. Jentsch
Herr Dr. med. Detlef Strauch
Maximilianstr. 13, 88339 Bad Waldsee
Tel. 07524/94-1130 und 94-1158/9
e-mail: Waldsee-Therme@t-online.de

Klinik Der Fürstenhof
Herr Dr. Mertens
Am Hylligen Born 7, 31812 Bad Pyrmont
Tel. 05281/151180, Fax 05281/151100
e-mail: pyrmont.kd@t-online.de
http: www.kubis.de/BadPyrmont

Jin Shin Jyutsu: Informationen über Kurse und Einzelberatungen

Aino und Birgitta Meinhardt – Jin Shin Jyutsu
Falltorstr. 51, 69151 Neckargemünd
Tel. 06223/862620

Klaus-Rainer Boesch
Kessenicherstr. 238, 53129 Bonn
Tel. 0228/234598, Fax 0228/239404
e-mail: JSJRaphael@aol.com

Luna Yoga

www.luna-yoga.de
Hier finden Sie weitere Informationen und die Adressen ausgebildeter Luna-Yoga-Lehrerinnen

Informationen über die Wildwuchs-Methode

Anna Zimmermann
c/o FrauenGesundheitsZentrum
Alte Eppelheimer Str. 38, 69115 Heidelberg
Oder: Invisua e.V., Postfach 700509,
60555 Frankfurt

Quellenverzeichnis

Abbildungen 1 bis 3
Nortrup Dr., Christiane; Frauenkörper Frauenweisheit; 1996; Zabert Sandmann Verlag, München, mit freundlicher Genehmigung.
Abbildung 4
Unser Körper Unser Leben. Ein Handbuch von Frauen für Frauen 2; 1988; S. 318, Rowohlt Taschenbuch Verlag, mit freundlicher Genehmigung.
Achterberg 1996
Jeanne Achterberg, Barbara Dossey und Leslie Kolkmeier, Rituale der Heilung. Die Kraft von Phantasiebildern im Genesungsprozess (1996).
Amso 1998
Nazar N. Amso et al., Uterine thermal balloon therapy for the treatment of menorrhagia: the first 300 patients from a multi-centre study. In: Br J Obstet Gynaecol 105 (1998) 517 ff.
Bettin 2000
St. Bettin, W. Fischer u. R. Tunn, TVT-Plastik bei Harninkontinenz. In: gynäkolog. prax. 24 (2000) 305 ff.
Bangert-Verleger 1984
Anne Bangert-Verleger, Indikationen zur Hysterektomie, dargestellt anhand von Kliniken in Mannheim (1984).
Barker 1968
M. Barker, Psychiatric illness after hysterectomy. In: Br. Med. J. 13 (1968) 91–95.
Beyersdorff 1997
Dietrich Beyersdorff, Ganzheitliche Krebsbehandlung (1997).
Burmeister 1998
Alice Burmeister und Tom Monte, Heilende Berührung (1998).
De Bruyne 2000
De Bruyne u. P. Balan, Aktuelle Indikationen und technische Aspekte der Hysterektomie bei gynäkologischen Erkrankungen. In: Der Gynäkologe 9 (2000) 672 ff.
Davids 1994
Hannelore Davids, Ihre Gebärmutter ist viel zu groß. Ergebnisse einer Patientinnen-Befragung. In: Ehret-Wagener 1994
Dittmar 1994
Friedrich W. Dittmar, Ernst-Gerhard Loch u. Markus Wiesenhauer (Hg.), Naturheilverfahren in der Frauenheilkunde und Geburtshilfe 1994.
Domenighetti 1988
Gianfranco Domenighetti et al., Effect of Information Campaign by the Mass Media on Hysterectomy Rates. In: The Lancet 24/31 (1988) 1470-1473.
Ehret 1980
Barbara Ehret, Es wird zuviel operiert. In: Zeitschrift für Sexualmedizin 91 (1980).
Ehret-Wagener 1994
Barbara Ehret-Wagener; Irene Stratenwerth; Karin Richter (Hg), Gebärmutter – das überflüssige Organ? Sinn und Unsinn von Unterleibsoperationen (1994).
Falconer 1996
C. Falconer et al., Clinical Outcome and Changes in Connective Tissue Metabolism After Intravaginal Slingplasty in Stress Incontinent Women. In: Int Urogynecol J 7 (1996) 133 ff.
FFGZ Berlin 1998
Monika Fränznick und Brigitte Sorg, Gebärmutterentfernung in Berlin. Eine Befragung von Chefärzten gynäkologischer Abteilungen in Berliner Krankenhäusern. Berlin, Juni (1998).
Fischer-Rizzi, 1999
Susanne Fischer-Rizzi, Medizin der Erde (1999).
Fischer-Rizzi 1991
Susanne Fischer-Rizzi, Himmlische Düfte (1991).
Gajzer 1988
Simona Gajzer, Intraoperative und postoperative Komplikationen der vaginalen Hysterektomie bei gynäkologisch voroperierten Patientinnen (1988).
Goodwin 1999
Goodwin et al, Uterine Artery Embolization for the Treatment of Uterine Leyomyomata Midterm Results. In: JVIR 10 (1999) 1159 ff.
Graf 1994
Friedrich P. Graf, Ganzheitliches Wohlbefinden – Homöopathie für Frauen (1994).
Gyne 1999
Gyne, Zeitschrift für den Frauenarzt – den Hausarzt der Frauen. Sept. (1999).
Halstrick 1983
Eberhard Halstrick, Konsequenzen nach Hysterektomie. Retrospektive Analyse von 561 Fällen von Hysterektomie unter besonderer Berücksichtigung der Patiens-Compliance. Bonn (1983).

Hucke 2000a
J. Hucke, M. Hesseling, Operative Hysteroskopie. In: Die Laparoskopie an der Schwelle zum 21. Jahrhundert, hrsg. v. Dieter Radloff (2000).

Hucke 2000b
J. Hucke, U. Füllers u. M. Hesseling, Endouterine Eingriffe – Abrasio, Hysteroskopie und Endometriumablation. In: Der Gynäkologe 9 (2000) 665 ff.

Husslein 1971
Martius Husslein, Die gynäkologischen Operationen (1971).

Infratest 1990
Infratest Gesundheitsforschung: Art und Häufigkeit von Hysterektomien in der Bundesrepublik Deutschland. Unveröffentlichte Untersuchung im Auftrag des NDR, München (1990). Zitiert nach Irene Stratenwerth, Verschwiegene Operationen in: Ehret-Wagener 1994.

Kaden 1994
Roland Kaden, Der Wandel des Spektrums uteruserhaltender Myomoperationen unter Einbeziehung von Endoskopie und dualer Myomtherapie. Diss. Heidelberg (1994).

Keckstein 1998
Jörg Keckstein (Hrsg.), Endometriose. Die verkannte Frauenkrankheit? (1998)

Kellenberger 1998
Richard Kellenberger und Friedrich Kopsche, Mineralstoffe nach Dr. Schüssler (1990).

Kirstges 1995
Angela Kirstges, Die postoperativen Komplikationen bei Hysterektomie. Diss. (1995).

Klapp 1980
W. Klapp, Zur Frage der psychischen und somatischen Veränderungen nach Hysterektomie. Diss. Universität Marburg (1980).

Kleine-Gunk 1997
Dr. med. Bernd Kleine-Gunk, Die Gebärmutter: Gezielte Hilfe bei Erkrankungen (1997).

Koppe 2000
Angelika Koppe, Wo die Piranhas mit den Zähnen klappern (2000).

Kuno 1998
Manfred D. Kuno, Krebs in der Naturheilkunde (1998).

Love 1997
Dr. Susan Love, Das Hormonbuch (1997).

Madejsky 2000
Margret Madejsky, Alchemilla – Eine ganzheitliche Kräuterheilkunde für Frauen (2000).

Martius 1996
Gerhard Martius, Meinert Breckwoldt u. Albrecht Pfleiderer (Hg.), Lehrbuch der Gynäkologie und Geburtshilfe (1996).

Menzer 1997
Michael Menzer, Die bipolare Nadelelektrode in der operativen Laparoskopie. Diss. Heidelberg (1997).

Minker 1997
Winifred B. Cutler u. Margaret Minker, Hysterektomie ja oder nein? (1997)

Müller 1996
Ralf Müller, Thermische Präparationstechniken in der operativen Laparoskopie. Diss. Heidelberg (1996).

Neuhaus 2000
W. Neuhaus, Psychosomatische Aspekte der Hysterektomie. In: gynäkolog. prax. 24 (2000) 321 ff.

Northrup 1994
Dr. med. Christiane Northrup, Frauenkörper Frauenweisheit (1994).

O'Connor 1996
H. O'Connor, A. Magos, Endometrial resection for the treatment of menorrhagia. In: New England Journal of Medicine 335 (1996) 151–156

Olbricht 1996
Ingrid Olbricht, Was Frauen krank macht (1996).

Peters 1994
Rolf Peters, Hysteroskopische Endometriumablation zur Vermeidung einer Hysterektomie bei high-risk Patientinnen. Dissertation Heidelberg (1994).

Quilliam 1991
Susan Quilliam, Befund Positiv. Der Abstrich: Krebsfrüherkennung am Gebärmutterhals (1991).

Radloff 2000
Dieter Radloff (Hg.); Die Laparoskopie an der Schwelle zum 21. Jahrhundert (2000).

Richards 1973
D. H. Richards, Depression after Hysterectomy. In: Lancet 2 (1973) 430–432.

Richards 1974
D. H. Richards, A post-hysterectomy syndrom. In: Lancet 2 (1974) 983–985.

Richter 1994
Karin Richter, Das Recht auf Aufklärung in: Ehret-Wagener (1994).

Roy 1999
Ravi Roy u. C. Lage-Roy, Notfälle – Homöopathischer Ratgeber (1999).

Schindele 1997
Eva Schindele, Pfusch an der Frau. Krankmachende Normen – Überflüssige Operationen – Lukrative Geschäfte (1997).
Schmidt 1998
Ernst Heinrich Schmidt und Rudy Leon De Wilde, Standardverfahren der minimal-invasiven Chirurgie in der Frauenheilkunde. Operationsatlas der Laparoskopie Thieme (1998).
Schmitt-Robe 1991
Beate Schmitt-Robe, Subjektive Beschwerden und hormonelle Reaktionen nach Hysterektomie in den ersten sechs Wochen (1991).
Schug 1993
Roland Schug, Die abdominale Hysterektomie nach vorangegangener Laparotomie (1993).
Sillem 1998
Dr. med Martin Sillem, Wirksame Hilfe bei Endometriose (1998).
Sloan 1978
D. Sloan, The emotional and psychosexual aspects of hysterectomy. In: Amer. J. Obstet.Gynecol. 131 (1978) 598 ff.
Spies 1999
J. B. Spies et al., Initial Results from Uterine Fibroid Embolization for Symptomatic Leiomyomata. In: JVIR 10 (1999) 1149 ff.
Strauß 1996
Bernhard Strauß, Psychische und sexuelle Folgen der Gebärmutterentfernung – Ein Vergleich unterschiedlicher Operationsmethoden. In: Geburtshilfe u. Frauenheilkunde 56 (1996) 473 ff.
Tobachman 1982
J. K. Tobachman; M. A. Tucker; R. Kase et al., Intra-abdominal carcinomatosis after prophylactic oophorectomy in ovarian cancer prowe families in: Lancet II (1982) 795–797.
Ulmsten 1998
U. Ulmsten u. a., A Multicenter Study of Tension-Free Vaginal Tape (TVT) for Surgical Treatment of Stress Urinary Incontinence. In: Int Urogynecol J 9 (1998) 210 ff.
Vilos 1996
George A. Vilos et al., Endometrial Ablation with a Thermal Balloon for the Treatment of Menorrhagia. In: J Am Assoc Gynecol Laparosc 3 (1996) 383 ff.
Vilos 1997
George A. Vilos et al., Clinical Trial of the uterine Thermal Balloon for Treatment of Menorrhagia. In: J Am Assoc Gynecol Laparosc 4 (1997) 559 ff.
Wright 1969
R. C. Wright, Hysterectomy: Past, Present and Future. In: Obstet Gynaecol 33 (1969). Zitiert nach Halstrick 1983.
Zeidan 1983
Ziad Zeidan, Komplikationen der gynäkologischen Laparoskopie. Dissertation Tübingen (1983).

Stichwortverzeichnis